全国中医药行业高等教育"十四五"创新教材

高等中医药院校通识教育系列教材

中医药人工智能及实践

（供中医药高等院校及相关院校通识课程用）

主　编　吕雅丽　许玉龙

全国百佳图书出版单位
中国中医药出版社
·北京·

图书在版编目（CIP）数据

中医药人工智能及实践 / 吕雅丽，许玉龙主编.
北京：中国中医药出版社，2024. 12.（2025.10 重印）—
（高等中医药院校通识教育系列教材）.
ISBN 978-7-5132-9094-4

Ⅰ. R2-03

中国国家版本馆 CIP 数据核字第 2024370FL9 号

中国中医药出版社出版

北京经济技术开发区科创十三街 31 号院二区 8 号楼
邮政编码　100176
传真　010-64405721
北京盛通印刷股份有限公司印刷
各地新华书店经销

开本 787×1092　1/16　印张 8.75　字数 211 千字
2024 年 12 月第 1 版　2025 年 10 月第 3 次印刷
书号　ISBN 978-7-5132-9094-4

定价　45.00 元
网址　www.cptcm.com

服 务 热 线　010-64405510
购 书 热 线　010-89535836
维 权 打 假　010-64405753

微信服务号　zgzyycbs
微商城网址　https://kdt.im/LIdUGr
官 方 微 博　http://e.weibo.com/cptcm
天猫旗舰店网址　https://zgzyycbs.tmall.com

如有印装质量问题请与本社出版部联系（010-64405510）

全国中医药行业高等教育"十四五"创新教材

高等中医药院校通识教育系列教材

编审委员会

全国中医药行业高等教育"十四五"创新教材

高等中医药院校通识教育系列教材

《中医药人工智能及实践》编委会

主　　编　吕雅丽　许玉龙

副 主 编　朱红磊　宋　婷　张　格　党　豪

编　　委　（按姓氏笔画排序）

于轶文　王忠义　刘方方　孙昕毅

郭　萌　栗海辉　程子豪

前　言

在新医科建设背景下，通识教育教学担负着新的历史使命。为培养具有专业素养和人文精神、全面和谐发展的高素质中医药人才，自2014年起，河南中医药大学开始探索适合中医药院校教育的通识教育教学改革。

截至目前，我校通识教育教学改革大致经历了三个阶段：改革与探索阶段（2014—2017），主要是贯彻通识教育理念，初步构建通识教育课程体系，建设通识教育师资队伍，探索构建通识教育教学运行机制和评价体系；完善与发展阶段（2018—2020），学校加入郑州市龙子湖高校园区六所高校联合组建的课程互选学分互认联盟，完善通识教育课程体系，改革考试评价体系；深化与提高阶段（2021至今），学校着力推动大类人才培养模式改革，成立通识教育研究中心，推进师资队伍建设，重塑通识教育课程体系，加强通识教育系列教材建设。学校通识教育注重突出中医药文化特色，将中国传统文化和中医药文化课程纳入通识课程，并坚持"五育"并重，将美学教育、劳动教育、国家安全教育等课程纳入通识课程模块，初步构建起了具有河南中医药大学特色的通识教育课程体系。2022年，学校启动建设具有高等中医药院校特色的通识教育教材，遴选立项建设一批高等中医药院校通识教育系列教材。

本套教材首批共12本，包括《汉字文化》《五运六气基础》《中外科技史》《劳动教育》《中国古代文学经典导读》《化学与生活》《旅游地理与华夏文明》《大学生自我管理》《生活中的经济学》《本草文化赏析》《中国饮食文化》《中医药人工智能及实践》。本套教材在我校各专业通识教育教学中使用，同时适合其他中医药高等院校及相关院校本科生、研究生通识教育课程教学使用。

在编写过程中，我们参考了其他高等院校的教材及相关资料。限于编者的能力与水平，本套教材难免有诸多不足之处，还需要在教学实践中不断总结与提高，敬请同行专家提出宝贵意见，以便再版时修订提高。

高等中医药院校通识教育系列教材编审委员会

2024 年 3 月

编写说明

随着信息化的发展，人工智能技术在中医药领域发挥着重要作用。本教材力求展现人工智能发展的趋势和在中医药领域的应用。编委会从计算机模拟数据智能这一角度来阐述人工智能的基本算法，通过对真实中医药数据的案例分析，使学生深入了解监督学习、无监督学习、深度学习、强化学习等基本模型，明晰人工智能如何作为一种手段和方法，被应用于解决中医药领域的实际问题。教材内容使用中医药分析案例作为主线，通过项目导入、专业知识介绍、任务分解、程序实现等环节，逐步阐述人工智能在中医药领域的应用及实践操作。整个内容集理论知识传授、能力培养、职业素质提高于一体，充分体现学科交叉特色。

本教材可用于中医药院校及相关院校各专业学生人工智能通识课程学习，也可作为中医药智能分析和人工智能相关领域研究的参考书。

本教材是整个编写团队集体努力的结果。许玉龙编写第一章，张格、许玉龙编写第二章，朱红磊编写第三章，党豪编写第四章，吕雅丽编写第五章，宋婷编写第六章；吕雅丽、许玉龙负责对全书进行统稿与整理；程子豪、刘方方、栗海辉、郭萌、于轶文、孙昕毅、王忠义参与了代码调试、文档整理工作。

由于编者水平有限，书中难免出现疏漏或处理不当之处，恳请同行专家和广大读者提出宝贵意见，以便再版时修订提高。

《中医药人工智能及实践》编委会

2024 年 6 月

目　录

第一章　人工智能概述 ▷▷▷▷

人工智能（artificial intelligence，AI）是研究、开发用于模拟、延伸和扩展人类智能的理论、方法、技术及应用系统的一门新的技术科学。人工智能是计算机科学的一个分支，其目标是了解智能的实质，并在此基础上制造出一种新的能以与人类智能相似的方式做出反应的智能机器。该领域的研究包括图像识别、语音识别、自然语言处理、专家系统及机器人技术等。

第一节　人工智能发展简史

一、人工智能的起源

人工智能的起源可以追溯到 1956 年，约翰·麦卡锡（John McCarthy）、马文·明斯基（Marvin Minsky）、克劳德·香农（Claude Shannon）等一群有远见的年轻科学家在达特茅斯学院举办了一场学术会议。会议提出一个结论：任何一种人类智能都能够通过机器进行模拟。麦卡锡还为这种机器智能取了一个名字——人工智能。他们提议将"人工智能"确立为一门独立的学科。此次会议正式确立了"人工智能"这一术语，因此达特茅斯会议被认为是人工智能诞生的标志性历史事件。

二、人工智能的发展

人工智能的发展从 1956 年开始经历了三次高峰、两次低谷。目前正处于第三次发展的高峰期。

第一次高峰（1956—1972 年）来源于"感知器"（Perceptron）的提出。1958 年，生物学家罗森布拉特在 IBM 计算机上实现了可以模拟人类感知能力的感知机模型，这在当时引发了一股研究热潮。1969 年，马文·明斯基和西蒙·派珀特（Seymour Papert）通过对一种早期的人工神经网络模型——单层感知器进行分析，证明了当时的感知机模型（神经网络）只能实现最基本的功能，甚至无法解决异或（XOR）问题，由此推断人工神经网络没有发展前景。直到 1972 年左右，由于计算能力和理论发展的限制，导致当时的技术难以解决任何实际的人工智能问题。同时，当时的人工智能框架也无法解决常见的实际问题。这一系列问题的出现最终导致政府及资助机构对人工智能研究失去了信心，并停止了相关的研究资助，人工智能的研究进入第一次低谷。

1981—1987 年，人工智能的发展迎来第二次高峰。专家系统和知识工程在全世界迅速发展，为企业用户赢得巨大的利益。这一时期，很多模仿人类学习能力的机器学习算法不断发展并越来越完善，机器的计算、预测和识别等能力也随之有了较大提升。特别是 1986 年霍普菲尔德（Hopfield）神经网络与反向传播算法的提出，使得大规模神经网络的训练成为可能，由此将人工智能推向第二次发展的高峰。但好景不长，到了 20世纪 80 年代末，由于专家系统过于复杂、性能瓶颈等问题使得原本充满活力的市场大幅崩溃，人工智能又一次遭遇"财政危机"。特别是日本推广第五代计算机的失败，人工智能进入第二次低谷。

20 世纪 90 年代以来，人工智能在各个领域悄然发展。1997 年，IBM 制造的电脑"深蓝"（DeepBlue）击败了国际象棋世界冠军加里·卡斯帕罗夫（Garry Kasparov），这成为人工智能发展史上的一个里程碑。2006 年，加拿大多伦多大学教授杰弗里·辛顿（Geoff Hinton）和他的学生雅恩·乐坤（Yann LeCun）在《科学》（Science）杂志发表论文，首次提出"深度学习"神经网络，开创了"深度神经网络"和"深度学习"的技术历史，引燃了深度学习革命。目前来看，深度学习是实现人工智能最有效且已取得最大成效的实施方法。深度学习有很多延伸的算法，成功地应用于许多不同的领域。随着深度学习技术的发展，大数据、云计算等基础技术也不断进步，人工智能迎来了第三次发展高峰。

三、人工智能的应用

"人工智能"这一概念被提出后，其迅速成为一门广受关注的交叉和前沿科学。人工智能对于各行业的影响越来越大，其应用的典型领域有网络安全、产品推荐、自动驾驶、图像识别、语音识别、自然语言处理等。人工智能的核心技术是机器学习，机器学习是一种通过数据和算法来让计算机具备学习和改进能力的技术。随着海量数据的累积和硬件运算能力的提升，机器学习的应用领域还在快速地延展，这些变化也使得人工智能的应用呈现勃勃生机。

时至今日，人工智能技术已被成功地应用于各个行业和领域。在媒体与娱乐行业，许多公司正在使用数据分析和自然语言生成技术，自动起草基于数据的公文材料，比如公司营收状况、体育赛事综述等。在银行和金融行业，与人类相比，机器学习在处理金融行业的业务方面更加高效，可同时对数千只股票进行精确分析，在短时间内给出结论；人工智能没有人性的缺点，在处理财务问题时更加可靠和稳定；自动欺诈探测系统使用人工智能技术可识别出欺诈性交易的行为模式。

在医学领域，基于机器学习的人工智能可以用于预测患者的诊断结果、制定最佳疗程甚至评估风险等级。在 2016 年 JAMA 杂志报道的一项研究中，人工智能通过学习大量历史病理图片，经过验证，其准确度达到了 96%。此外，对超过 13 万张皮肤癌的临床图片进行深度学习后，机器学习系统在检测皮肤癌方面超过了皮肤科医生。在临床试验方面，每次临床试验都需要大量的数据，如患者的历史病历信息、卫生日志、App 数据和医疗检查数据等。机器学习通过汇总挖掘这些数据，从而获得有价值的信息。美国有超过50%的医院采用自动语音识别来帮助医生自动完成医嘱抄录，并通过计算机视觉系统自动完成X光检查和其他医学影像分析。

在工业领域，机器学习主要应用在质量管理、灾害预测、缺陷预测、工业分拣、故障感知等方面。通过采用人工智能技术，实现制造和检测的智能化和无人化，利用深度学习算法判断的准确率和人工判断相差无几。

在军事领域，人工智能技术更是被大规模地集成应用于隐形飞机、军舰、洲际战略导弹等各种高尖端武器装备上。

此外，人工智能在其他领域也有着广泛应用。例如，自动驾驶领域的无人驾驶汽车、安全领域的为应对校园突发恐怖事件而部署的枪声检测系统、智能硬件领域的智能声控私人助手等。

四、中国人工智能发展现状

随着人工智能在移动互联、智能家居等领域的发展，我国人工智能产业持续高速成长。基于人工智能的计算机视觉、听觉、智能决策与控制、新型人机交互、生物特征识别等应用技术的研发和产业化发展迅猛。

近十年来，国内人工智能领域的发展更是进入爆发期。人工智能企业大量增长，一系列人工智能领域的创业公司和投融资机构进入大众视野，人工智能领域的投资热度明显升高。当前，国内人工智能领域的资金投入主要集中在技术类与应用类企业上。在技术类企业中，以计算机视觉类企业居多。机器人和无人机，作为与日常生活应用联系非常紧密的两个智能硬件领域，在人工智能市场上表现得非常活跃。

作为国内创新典范的几个"科技巨头"，百度、阿里巴巴和腾讯等公司皆通过自身研究、投资或并购等方式不断加大对人工智能领域的投入。

百度公司把人工智能视为公司未来发展的重中之重，在无人驾驶汽车、智慧城市，以及O2O等领域全面发展。百度公司在硅谷投资约21亿元人民币建立了人工智能中心，总研发投入连年增长，2015年投入超过100亿元人民币，占当年营收总额的15%。百度公司在研发方面的投入，展现出了它作为全球知名技术公司的本色。2016年，百度公司的深度语音识别系统以高达97%的识别准确率入选了麻省理工学院评选的当年"十大突破技术"。2017年，由百度牵头筹建深度学习技术及应用国家工程实验室，自动驾驶技术是该国家研究项目的重要研究方向。目前，百度公司已经将百度研究院、百度大数据、百度语音、百度图像等技术归入了人工智能技术体系，在"BAT"3家公司中率先完成了人工智能技术体系的整合。另外，作为国内人工智能领军企业，百度计划在未来五年内，为社会培养500万人工智能人才。

阿里巴巴集团的人工智能则更多运用于电商、物流等业务体系，如淘宝天猫、菜鸟网络、蚂蚁金融服务等。阿里巴巴集团在人工智能领域的布局和自己的业务非常紧密地结合，"小蛮驴"在日常的物流配送、"双十一"大促期间的物流支持、上海的物资保供配送方面，都发挥了积极作用。"双十一"期间，利用人工智能，通过对区域订单量的预判，提前布局仓储，进行业务导流，从而极大地提升了物流效率。

　　腾讯公司则将重心放在 AI 开放平台、VR 开放平台、LBS 分享服务及云计算智能创新领域的研究上。腾讯公司在这些前沿技术领域已经组建了专业的研发团队，这些前沿技术领域都将成为腾讯公司未来发展的重要方向。作为国内顶级的人工智能团队之一，腾讯优图在人脸识别、图像识别、音频识别等领域在国际人工智能比赛中屡破世界纪录。特别是在人脸识别技术方面更是以 99.65% 的准确率名列世界前茅。

　　与此同时，国内其他众多的创业型公司也积极投入人工智能领域，大规模的资本进入和持续的技术研发，推动了人工智能产业的快速发展。

　　为应对人工智能高速发展对高端人才的极大需求，国内众多高校纷纷开设了人工智能相关专业。2018 年，教育部提出要加大人工智能领域人才培养力度，截至目前，我国已建成 50 个左右的人工智能学院、研究院或交叉研究中心。国内已有 40 多所高校成立了人工智能学院，有 300 多所高校开设了人工智能本科专业。专业人才培养的规模将进一步扩大。

　　纵观人类发展的历程，技术无疑是社会进步的核心驱动力，而人工智能技术，作为当今时代最前沿的科技力量，更是将这一进程推向了前所未有的速度。

五、人工智能面临的问题与挑战

　　随着信息技术不断提高，人工智能技术在各个行业和领域发挥着重大作用，其发展过程中也面临着不同的问题和挑战。

　　1. 数据质量和标签化问题　人工智能需要大量高质量的数据来进行训练和测试，但数据的收集、处理和标注往往需要耗费大量时间和资源。同时，数据的质量和标签的准确性也会直接影响到模型的性能和结果的可靠性。

　　2. 算法的透明度和可解释性　人工智能算法在做出决策时往往缺乏透明度和可解释性，这使得人们难以理解算法的决策过程和结果，也增加了人们对于算法的不信任感。

　　3. 模型的稳定性和鲁棒性　人工智能模型在面对新情况、复杂环境和极端条件时，往往会出现不稳定、鲁棒性差等问题，这使得模型的应用范围和可靠性受到了限制。

　　4. 伦理和隐私问题　人工智能技术的应用涉及许多伦理和隐私问题，如数据隐私、歧视、公平性和责任等，如何保证人工智能技术的应用符合伦理和道德标准，是一个需要解决的问题。

　　5. 技术和社会影响　人工智能技术的发展和应用会对社会和经济产生影响，如替代人类工作、改变社会结构等，如何应对这些影响是一个挑战。

　　为了解决这些问题和挑战，需要各方面共同努力。同时，我们也需要更加深入地研究和探讨人工智能的发展方向和应用前景，以更好地服务于社会和经济。

第二节　人工智能在中医药领域的应用

　　中医药是中华民族传承千年的文化瑰宝，以其独特的理论体系、丰富的临床经验和科学的思维方法影响着医学的发展。辨证论治作为其基本原则和主要特点，构成中医药个体化诊疗体系，但是其丰富的实践经验和海量的文献存在资源挖掘利用不足、临床试验中多依靠个人经验和极具个性化的特点直接影响其传承和发展效率。随着人工智能时代的来临，中医药的发展迎来了新契机。

我国最早将 AI 技术应用医疗领域的研究可追溯至 20 世纪 70 年代，在经历了 40 余年的发展积淀后，自 2018 年至今，AI 在医疗领域得到了全面而深化的发展。目前，AI 在中医药领域的应用主要体现在数据挖掘、中药鉴别、辅助诊断、决策治疗、健康管理及中医药教育等方面，AI 不仅提高了临床诊疗效率，推进了临床信息客观化，更为中医药后续发展提供无限可能。

一、中医药数据挖掘

中医药几千年来积累了庞大的数据信息，特别是老中医经验、临床医案和各类中医药典籍资料。通过对大量中医药数据的深度分析和挖掘，我们可以更好地理解中医药的理论体系和实践经验，进一步推动中医药的现代化和国际化。中医药数据资源具备大数据特征。一方面，原始数据庞大。浩如烟海的古代文献、日新月异的现代文献及每日数以万计的临床病例都是中医大数据库的重要来源。另一方面，数据复杂多样。中医病历包括望、闻、问、切四诊所得资料，以及理化检查指标、诊断结果包括病名及证型，且对于同一患者不同医者依据不同的辨证方法诊病所得诊断结果各异。

数据挖掘技术已被广泛应用于中医药古籍的检索和名老中医经验的整理中。目前常用的方法包括频数分析、关联分析、复杂网络分析、聚类分析等。这些技术的应用促进了中医药典籍的电子化和医药数据库的标准化。

二、中药现代化

中药材是中药质量的关键，也是中医药发展的基石。但中药材的质量受种源、环境、技术、管理、采收、加工、仓储、运输等多方面因素影响，质量参差不齐。利用人工智能技术鉴别中药材，取代之前仅依靠眼看、手摸、鼻闻、口尝等方法来鉴别中药材的局面。根据中药材的样本进行大数据的识别分析，内容涵盖真伪辨识、产地溯源、品质预测等，大幅缩短了中药材的鉴别时间，从而规范中药生产，提升中药质量，推动中药产业的发展。

中药性能是中药学理论的核心，包括四气五味、归经、升降沉浮与毒性等。将 AI 技术应用于中药药性现代化研究领域可以进一步从科学角度阐释中药的作用机制，为中医药走向世界添柴加薪。

三、辅助中医诊断和治疗

人工智能技术在中医诊断和治疗过程中发挥着重要作用。例如，通过深度学习算法对中医舌诊、面诊等诊断方法进行辅助，提高诊断的准确性和效率。人工智能还可以在中药配方、针灸等治疗过程中提供辅助决策，提高治疗效果。同时，中医药领域正在积极探索个性化治疗和精准医疗。通过人工智能技术对患者的病情、身体状态、遗传信息等进行综合分析，为每个患者提供个性化的中药配方、针灸方案等，实现精准治疗。

四、辅助中医药健康管理

人工智能技术与中医药相结合，实现了智能健康管理与预防。利用大数据统计和人工智能技术，可以实现对人体状态信息规范、连续性地采集、储存、整合与分析，然后进行状态辨识，并自动匹配干预方案，最后对干预效果进行反馈评价。这一过程形成了规范化、智能化的中医健康管理体系，实现了对人体健康状态全周期整体、动态、个性化把握。

五、中医药领域人工智能产品

随着人工智能技术在医学领域的作用越来越明显，中医药产业在人工智能的潮流中迎来新的发展。下面我们分别介绍中医药领域人工智能方面的软件产品和硬件产品。

（一）诊疗系统

1. 悬壶台中医辅助诊疗　杭州微医健康科技有限公司的"微医云"平台中的"悬壶台中医辅助诊疗"板块是运用"中医辨证论治系统"结合互联网、人工智能技术，构建的中医健康信息云平台，提供中医电子病历、辅助开方、心脑血管疾病、中医药知识库、中医治未病、集成 HIS 系统串联服务。

2. 问止中医　问止中医是中美历时十余年研发出的中医人工智能互联网医院，专注于中医重症及疑难病，主要包括中医大脑、大医小课、中医工具。

中医大脑是中医人工智能辅助诊疗系统，在治疗癌症、血液病、肝肾病、免疫病、精神情志病等疑难重症中取得丰硕成果。大医小课是名中医录制的网课，均为 10 分钟精品小课，方便学生或者中医爱好者学习使用。中医工具主要是以微信小程序形式呈现的中医师专业工具（比如针灸穴位、外治图解、方剂辨证等）和中医爱好者工具（比如体质测试、家庭方剂、舌图查询等）。

3. 寻艾中医 AI 开放平台　该平台由寻艾（深圳）数据计算有限公司开发，是一款基于人工智能技术，实现用户自助健康管理的中医人机交互系统。其功能有中医 AI 望诊（舌诊、面诊、手诊）、中医 AI 识别（穴位识别、舌诊医学影像）、智能临床辅助（中医智能辨证系统、中医智能体质检测）等。

（二）硬件产品

1. 中药识别仪　2018 年医库云携手百年老店蔡同德堂制药推出了第一代中药材 AI "鉴别师"，内容涵盖真伪辨识、产地溯源、品质检测等。2019 年 6 月 26 日在药都亳州市召开的健康"一带一路"暨中医药科技创新高峰论坛上，医库云 AI 研发团队展示了自主研发的第二代多模态 AI 中药识别仪，开启了应用 AI 促进传统中医药企业现代化转型，智能化精细制造的先河。

多模态 AI 中药识别仪拥有三大功能：一是采购员使用便携一体机的多模态 AI 中

药识别仪采购原材料，可以在现场大批量采样鉴别药材伪劣、年份、含量并完成药材分级；二是饮片厂在中药制造质控的各个环节加入多模态 AI 中药识别仪的鉴别系统，实现工业级大批量精准校验，降低员工操作疲劳，预防饮片质量风险；三是药企、消费者使用多模态 AI 中药识别仪购进中药材，扫描即刻识别药材真伪、优劣，保障合法权益。

多模态 AI 中药识别仪是集数字化、智能化、集成化于一体的硬科技。尤其用 AI 技术与传统中药近红外光谱分析的光学指纹图谱，经数据增强处理提取放大特征，采用深度学习模型训练，结合影像技术多模态融合，极大地提高了中药光学指纹图鉴的鉴别精度，开创性地研发出中药成分快检产品，实现了中药成分 1 分钟快速检测，较传统液相色谱鉴定有周期短、费用低的特点，是中药成分检测领域的重大突破。

2. 四诊仪　"乌镇国医云脑"由道生医疗、金灯台信息与泰坤堂共同搭建，以四诊仪为载体，以海量中医药大数据、中医特色机器学习算法、强大云计算算力为基础技术要素，具备了感知、连接、语言、决策 4 大中医人工智能能力；能够读懂中医语言，像医生一样思考，像名医导师一样给出答案，是基层年轻医生的最强中医外脑，是中医领域目前最前沿的人工智能创新成果。

道生医疗还积极参与中医药海外中心建设项目，以"四诊仪"为硬件终端，将采集到的高质量的四诊信息通过中医远程医疗服务平台传回国内，协助实现全球化在线中医会诊。该模式已服务"海上中医"德国中医中心、"海上中医"阿联酋中医中心。

从"四诊仪"到"四诊仪 + 云 +AI"，道生医疗创新探索经历了十个年头。随着人工智能科技的进步和 5G 时代的到来，"四诊仪 + 云 +AI"将助力"医院 – 科室 – 基层 – 医生 – 患者 – 中药"开展匹配连接服务，赋能医生、赋能患者、赋能每个开展中医药服务的地方。

道生医疗携手子公司岐黄科技在自主研发基础上，通过与中国中医科学院中医临床基础医学研究所、中国中医科学院中医基础理论研究所、中国中医科学院中医药信息研究所、国医大师刘敏如女科医系研究院等机构合作，成功研发了"道生智能四诊仪""智能云中医""岐黄数据 AI 工作站""中医智慧屏"四大产品，并实现了近 4000 家医疗机构的应用落地，发展为"中医数据智能服务"领头者。

【复习思考题】

1. 什么是人工智能？
2. 人工智能在中医药领域的应用有哪些？
3. 中医药领域的人工智能产品有哪些？
4. 目前人工智能发展面临的主要问题和挑战有哪些？

第二章 监督学习在中医药中的应用 ▷▷▷

在监督学习中，训练经验以训练数据的形式出现，通过训练得到的模型可以对输入结果做出预测，根据特征分析输入的内容，判别类别或者预测数值。从数学的角度来说，监督学习是一种映射，它存在输入空间和输出空间，分别对应机器学习里的样本和标记。根据应用目的和模型构建特征的不同，可将监督学习方法分为分类（classification）分析和回归（regression）分析两种。具体到形式化的数学语言中，分类分析的目的是寻找决策边界，由分类算法得到决策来对数据集中的数据进行分类；回归分析的目的是寻找最优拟合，由回归算法得到一个最优的拟合曲线来尽量拟合数据集中的各个点。本章先介绍监督学习中分类分析和回归分析的概念，然后介绍常见的监督学习算法，结合儿童过敏性紫癜数据分析的应用案例，详细阐述监督学习算法的应用。

第一节 分类分析和回归分析

一、分类分析

分类分析是一种对离散型随机变量建模或预测的监督学习方法。典型的应用场景包括邮件过滤、识别金融欺诈等输出为类别的任务。许多回归分析算法都有与其相对应的分类分析算法，分类分析算法通常适用于预测一个类别（或类别的概率）而不是连续的数值。

举一个例子：假设一个内科门诊医生希望对患者做出诊断，一般情况下会先通过询问和观察来收集疾病基本信息，然后开具化验单，待化验结果出来后根据患者的年龄、性别及疾病史等情况做出一个初步判断，诊断为某种疾病。如果采用机器学习方法表示上述过程，就需要把患者当前症状、年龄、性别、疾病史等数据作为输入，目标就是要找到一个函数，使得它能根据这些输入得到患者所患某种疾病的概率，即函数的输出。

分类分析是一个有监督的学习过程，目标数据库中有哪些类别是已知的，分类过程需要做的就是把每一条记录归到对应的类别之中。这个函数通常会将连续值预测为给定示例属于每个输出类的概率，例如上述例子中函数的输出就是患者患某种疾病的可能性。通常会将具有最大可能性的疾病作为输出，以此作为诊断结果。由此可见，分类问题的输出是定性输出，即分类只有"正确"和"错误"之分。我们通常会将机器学习算法判定的结果和医师诊断的结果作比较，以确保诊断结果的正确性。

机器学习算法中逻辑回归、决策树、支持向量机、朴素贝叶斯、卷积神经网络等都属于分类分析方法。

二、回归分析

回归分析是一种对数值型连续的随机变量进行预测和建模的监督学习方法，其特点是标注的数据集具有数值型的目标变量。也就是说，每一个观察样本都有一个数值型的已标注的真值供训练使用。回归可以用一个函数 $y=f(x)$ 表示自变量 x 与因变量 y 的关系，最常见问题如医生治病时在望、闻、问、切之后，判定患者是否生病或生了哪种病，其中的望、闻、问、切就是获取自变量 x，即特征数据，判断是否生病就相当于获取因变量 y，即预测分类。

与分类分析类似，这里也来看一个例子：已知某地区某种疾病的发病人数，想通过这些数据预测未来 5～10 年该疾病的发病趋势。如果是人工来做，会根据已知的发病情况作出预测，这个过程通常被称为"经验积累"。机器学习算法就是要用算法和程序自动高效地完成经验积累的过程，拟合出一个发病率变化的趋势。由于机器学习的速度很快而且可以学习大量数据（远超人的能力范围），所以在相同质量的训练数据下得到的经验也更加可靠。

回归分析也是一个有监督的学习过程，它的输入是需要带标签的数据，但它的输出不是离散的类别或者二值化的标签，而是连续的数值。这里的连续和离散都是表象，本质的区别在于输出的标签是否有距离度量。分类分析没有距离度量，把某种症状判断为某个疾病只有正确和错误两种状态，回归分析有距离度量。某种疾病发病率实际为0.15%，预测为 0.1%，两者间的误差为 0.05%；预测为 0.25%，则误差为 –0.1%。此外，分类的目标是寻找决策边界，得到一个决策面，对数据集中的数据进行分类。回归的目标是找最优拟合，得到一个最优化的拟合曲线，这条线要尽量地接近数据集中各个点。除了用于预测发病率，还可以预测股票走势和房价等。

机器学习算法中线性回归、多项式回归、人工神经网络、循环神经网络等属于回归分析方法。

第二节　监督学习算法

一、逻辑回归

逻辑回归虽然名字中有"回归"，但它是一个分类模型，主要用于解决二分类问题，它是一种非常经典且常用的二分类模型，但其本质上是广义的线性回归分析模型，只是在线性回归的基础上采用了 Sigmoid 函数进行映射。

线性回归模型的函数如公式 2-1 所示：

$$z = w_0 + w_1 x_1 + w_2 x_2 + \cdots + w_n x_n \qquad (2-1)$$

逻辑回归模型的概率函数如公式 2-2：

$$P(Y=1|x_1, x_2, \cdots, x_n) = \frac{1}{1+e^{-z}} \tag{2-2}$$

公式 2-1 中，x_1，x_2，$\cdots$，x_n 为自变量的指标，w_0，w_1，$\cdots$，w_n 为回归系数，z 为各个自变量的指标与回归系数组成的线性函数。

公式 2-2 表示的是逻辑回归利用 Sigmoid 函数将线性回归中连续的无边界的取值映射到概率 0 到 1 之间，此函数为非线性单调函数，在定义域上连续且单调递增，函数形态为 S 型，函数的输出值为 $y=1$（分类为 1）的概率：若此概率值大于或等于 0.5，则分类结果为 1；若此概率值小于 0.5，则分类结果为 0。

二、神经网络

人工神经网络是基于现代医学中的神经学理论知识，运用仿生学的方法，模拟人类或其他生物的大脑神经系统对现实世界中发生的事情做出反应的运作结构和作用机理，通过一些简单的神经单元构成一个并行互连的网络，使得计算机可以像生物的神经系统一样具有感知、学习、归纳、推理外界信息能力的数学模型，简称为神经网络或类神经网络。

1. 人工神经网络的结构 人工神经网络是一种数学模型，它由大量的简单神经元相互之间经过连接构成，其中，每个节点代表一种特定的输出函数，称为激活函数，每两个节点间的连接都代表一个通过该连接的信号加权值，称之为权重，神经网络的输出则根据神经网络的连接方式、权重值和激活函数的不同而不同。

神经元是神经网络的基本构成要素，它具有多输入、单输出的特点，人工神经元模型如图 2-1 所示。

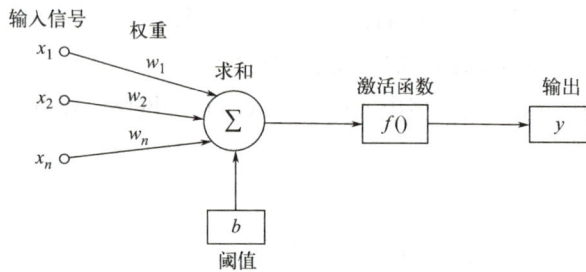

图 2-1 人工神经元模型图

在图 2-1 中，$x=(x_1, x_2, \cdots, x_n)^T$ 是神经元模型的输入信号，w_1，w_2，$\cdots$，w_n 表示输入信号的权重值，此权重值为正则表示激活作用，为负值则表示抑制作用。中间的圆圈表示求各个输入信号与权重经过线性组合之后的和，b 为神经网络中的阈值，该值可以适当地增加或减少激活函数的输入值。$f()$ 为激活函数，是一个取值范围在 [0,1] 的非线性函数，y 表示神经元模型的最终输出值。常常选择 Sigmoid 函数和 ReLU 函数作为神经网络的激活函数。

Sigmoid 函数见公式 2-3：

$$f(x) = \frac{1}{1 + e^{-x}} \qquad (2-3)$$

ReLU 函数见公式 2-4：

$$f(x) = \max(0, x) \qquad (2-4)$$

2. 多层感知器神经网络　多层感知器神经网络是常见的人工神经网络算法，它的组成结构为：一层输入层、一层输出层和多层隐藏层。其中，输入层的神经元接收输入的特征向量，隐藏层对输入向量进行多次加权运算，输出层输出经过多层神经元加权运算后的输入向量。最简单的多层感知器神经网络模型的隐藏层只有一层，如图 2-2 所示。

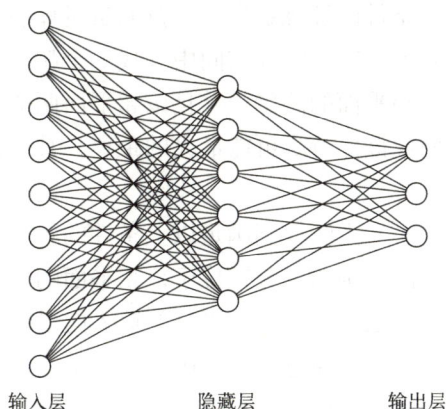

输入层　　　　　隐藏层　　　　　输出层

图 2-2　多层感知器神经网络模型

三、贝叶斯

1. 贝叶斯定理　在已知数据中计算事件发生的概率，利用贝叶斯定理公式与已知事件的发生概率求出未知事件发生的概率，即计算出新的特征数据属于每一类的概率，将此条数据分类为概率最大所对应的那一类。

贝叶斯定理公式见公式 2-5：

$$P(B_i|A) = \frac{P(B_i)P(A|B_i)}{P(A)} = \frac{P(B_i)P(A|B_i)}{\sum_{k=1}^{n} P(B_k)P(A|B_k)} \qquad (2-5)$$

公式 2-5 中，B_i（$i=1, 2, 3, \cdots, n$）表示训练数据中所有的类别（标签），A 表示一条特征数据 a_j（$j=1, 2, 3, \cdots, m$）。对于所有的类别来说，$P(A)$ 的值都是一样的，所以在对 A 进行分类时只需比较贝叶斯定理公式的分子部分，找出最大值所对应的类别，并将 A 划分为该类别 B_{max}，如公式 2-6 所示：

$$P(B_{max}|A) = \max(P(B_i)P(A|B_i)) \qquad (2-6)$$

2. 朴素贝叶斯分类器　朴素贝叶斯分类器是在贝叶斯定理的基础上，假设满足特征与特征之间相互独立的条件的分类方法。在特征条件独立的假设下，公式（2-6）中 B_i 类发生的条件下 A 发生的概率可以写为 B_i 类发生的条件下每一个单独的特征发生的概率的乘积，如公式 2-7 所示：

$$P(A|B_i) = P(a_1, a_2, a_3, \cdots, a_m|B_i) = \prod\nolimits_{j=1}^{m} P(a_j | B_i) \tag{2-7}$$

朴素贝叶斯分类方法则是对于不同的类别 B_i，计算出 $P(B_i)$ 与 A 对应的所有的 $P(a_j|B_i)$ 的乘积，找出最大值对应的类别 B_{max}，即为 A 所属的类别，如公式 2-8 所示：

$$P(B_{max}|A) = \max\left(P(B_i)\prod\nolimits_{j=1}^{m} P(a_j | B_i)\right) \tag{2-8}$$

四、支持向量机

对于一组满足线性可分条件的训练数据，支持向量机算法就是根据训练数据中的特征向量在特征空间中的所有点，在该特征空间中寻找一个超平面，能够使训练数据中不同的类别对应的点分布于该超平面的两侧，并且该超平面两侧的点在满足到超平面的距离相等的条件下与该超平面应该保持尽可能最大的距离，其中，距离超平面最近的点被称为支持向量。

在遇到非线性分类问题时，无法找到满足以上条件的超平面，即在特征空间中无法找到一个超平面使得属于不同类别的点分别位于该超平面的两侧，在这种情况下，需要使用核函数，即非线性映射方法，将线性不可分的输入向量转换为线性可分的向量，从而将非线性问题转化为线性问题。通过使用核函数将训练数据从最初的特征空间映射到一个更高维度的特征空间中，并在该特征空间中找到最优的超平面，从而对非线性的训练数据进行分类。支持向量机算法中常见的核函数有线性核函数、多项式核函数、高斯核函数。

线性核函数如公式 2-9 所示：

$$K\left(x_i, x_j\right) = x_i \cdot x_j \tag{2-9}$$

多项式核函数如公式 2-10 所示：

$$K\left(x_i, x_j\right) = (x_i \cdot x_j + 1)^n \tag{2-10}$$

高斯核函数如公式 2-11 所示：

$$K\left(x_i, x_j\right) = e^{-\gamma\left\|x_i - x_j\right\|^2} \tag{2-11}$$

五、决策树

决策树是机器学习中常用的树状分类器，又称为"判定树"，根据人对事物进行分类时所进行的判断过程来构建决策树模型，可以从训练数据中获取分类规则，从而对未知事物进行分类。

决策树是一种树形结构，通常由一个根节点、多个内部节点和多个叶子节点组成。根节点和每个内部节点表示训练数据中的特征属性，节点之间的连线表示该属性所对应的取值，叶节点表示分类结果。对于一组训练数据，决策树将从根节点开始轮流选取训练数据中的特征属性进行分类，根据所选择的决策树算法的规则，选择分类效果最好的特征属性对训练数据进行分类,将其分为左右两个子节点。在满足构建决策树模型的结束条件之前,要按照根节点的分裂方法依次在每个子节点选择最好的特征属性进行迭代分裂。构建决策树模型的结束条件:上一次划分之后的子节点中的数据属于同一种类别、满足所设置的决策树的最大深度和所有的特征属性都已用来划分等。

目前常见的决策树算法有 ID3、C4.5 和分类回归树(classification and regression tree,CART)3 种。ID3 决策树算法:决策树的生成是一个不断选择信息增益最大的特征属性放在决策树的根节点或其子树的根节点的递归过程。C4.5 决策树算法:决策树生成过程中的特征选择采用信息增益与信息增益率结合的方法,即先找信息增益比较大的几个特征,然后比较他们的信息增益率,选择信息增益率最大的特征。CART 决策树算法:决策树的生成是一个不断选择基尼指数最小的特征放在决策树的根节点或其子树的根节点的递归过程。上述所涉及的公式如下所示:

信息熵公式如公式 2-12 所示:

$$\text{Ent}(D) = -\sum_{k=1}^{M} P_k \log_2 P_k \qquad (2-12)$$

信息增益公式如公式 2-13 所示:

$$\text{Gain}(D,a) = \text{Ent}(D) - \sum_{v=1}^{V} \frac{|D^v|}{D} \text{Ent}(D^v) \qquad (2-13)$$

信息增益率公式如公式 2-14、2-15 所示:

$$\text{Gainratio}(D,a) = \frac{\text{Gain}(D,a)}{\text{IV}(a)} \qquad (2-14)$$

$$\text{IV}(a) = -\sum_{v=1}^{V} \frac{|D^v|}{D} \log_2 \frac{|D^v|}{D} \qquad (2-15)$$

基尼值公式如公式 2-16 所示:

$$\text{Gini}(D) = 1 - \sum_{k=1}^{M} P_k^2 \qquad (2-16)$$

基尼指数公式如公式 2-17 所示:

$$\text{Giniindex}(D,a) = \sum_{v=1}^{V} \frac{|D^v|}{D} \text{Gini}(D^v) \qquad (2-17)$$

以上公式中 D 表示原始数据集,M 表示原始数据集中所有的类别数,a 表示所选进行划分的特征属性,有 V 个可能的取值,D^v 表示原始数据集中在特征属性 a 上的值等于 v 的样本集合,$\text{IV}(a)$ 表示特征属性 a 所在节点的信息熵,P_k^2 表示连续抽取两次都是标签(类)k 的概率。

六、算法模型的评价指标

对于监督学习,采用准确率(A)、精确率(P)、召回率(R)、综合指标($F1$-score)、AUC 值等作为算法模型预测的评价指标。

1. 混淆矩阵　混淆矩阵是计算精确度和召回率等指标的基础，用于反映比较分类结果和实例的真实信息，如图 2-3 所示。其中，用正例（positive）和负例（negative）来表示样本的类别，用真（true）和假（false）来表示模型预测是否正确。

		真实值	
		正(positive)	负(negative)
预测值	正(positive)	真正数(TP)	假负数(FP)
	负(negative)	假负数(FP)	真负数(TN)

图 2-3　混淆矩阵

真正数 TP（true positive）表示预测正确的正例的个数，真负数 TN（true negative）表示预测正确的负例的个数，假正数 FP（false positive）表示预测错误的负例的个数，假负数 FN（false negative）表示预测错误的正例的个数。

2. 准确率、精确率、召回率和 F1-score　准确率表示预测正确的样本所占比例；精确率表示预测为正例中真正为正例的样本所占比例；召回率表示真正为正例中被预测为正例的样本所占比例；综合指标（F1-score）是精确率和召回率的调和平均值，用于衡量模型的稳定性，综合指标越大说明模型越稳定。其计算方法如公式 2-18 至公式 2-21 所示。

$$A = \frac{TP+TN}{TP+TN+FP+FN} \tag{2-18}$$

$$P = \frac{TP}{TP+FP} \tag{2-19}$$

$$R = \frac{TP}{TP+FN} \tag{2-20}$$

$$F = \frac{2*P*R}{P+R} \tag{2-21}$$

3.ROC 曲线与 AUC 面积　ROC（receiver operating characteristic，接受者操作特征）曲线是以假正率（FPR）和真正率（TPR）分别作为横坐标和纵坐标的曲线，曲线越接近左上角，其对应模型的性能越好。FPR 和 TPR 的计算方法如公式 2-22、公式 2-23 所示。AUC（area under curve，曲线之下的区域）面积为 ROC 曲线下的面积，AUC 值越大越好，说明模型的性能越好，其值在 0 ~ 1 之间，越接近 1 说明模型的分类效果越好。

$$TPR = \frac{TP}{TP+FN} \tag{2-22}$$

$$FPR = \frac{FP}{FP+TN} \tag{2-23}$$

第三节　案例分析

一、数据预处理

　　数据主要来源于"CNKI"文献检索数据库、学校图书馆相关医籍。在文献检索平台中，检索从建库至 2020 年 9 月的以"紫癜"或"紫斑"等字段为第一检索词的文献，对出现的文献进行手动逐一排查，并在学校图书馆查找"名中医""紫癜""医案"等关键词的相关医案类、临证经验类医籍，结合纳排标准进一步筛选符合研究要求的文献及书籍医案。

　　将检索到的儿童过敏性紫癜数据的文本信息转换为 0、1 型数据，然后将数据中空值对应的一条数据删除并且合并含义相近的字段，将得到的数据用于统计分析。随后将所有低频数（出现频数小于等于 5）的字段删除之后作为机器学习的训练集。抽取症状与证候对应的数据，并将所有的症状与每个证候分别整理为一个文件。表 2-1 展示了风热伤络证对应的文件信息，原表格比较大，这里仅展示部分数据信息。

表 2-1　风热伤络证数据信息

CN	CO	CP	CQ	CR	CS	CT	CU	CV	CW	CX	CY	CZ
脉缓	脉滑	脉细	脉弱	脉濡	脉沉	脉涩	脉弦	脉虚	脉无力	尿蛋白	尿潜血	风热伤络证
0	1	0	0	0	0	0	0	0	0	0	1	0
0	0	1	0	0	0	0	0	0	0	0	0	0
0	0	0	0	0	0	0	0	0	0	0	0	1
0	0	0	0	0	0	0	0	0	0	1	1	1
0	0	0	0	0	0	0	0	0	0	1	1	0
0	0	1	0	0	1	0	0	0	1	1	1	0
0	0	0	0	0	1	0	0	0	0	0	1	0
0	0	1	0	0	1	0	0	0	0	0	0	0
1	0	0	0	0	0	0	0	0	0	0	1	0
0	0	0	0	0	0	0	0	0	0	0	0	0
0	0	0	0	0	0	0	0	0	0	0	0	0
0	0	0	0	1	0	0	0	0	0	1	1	1
0	1	0	0	0	0	0	0	0	0	0	0	0
0	1	0	0	0	0	0	0	0	0	0	0	0
0	0	0	0	0	0	0	0	0	0	0	0	0
0	1	0	0	0	0	0	0	0	0	1	1	0
0	1	0	0	0	0	0	0	0	0	1	1	0
0	0	0	0	0	0	0	0	0	0	0	0	0

　　儿童过敏性紫癜数据共有双下肢紫癜、斑色紫红、皮肤瘙痒、风疹湿疹、双下肢浮肿、关节痛、腹痛、胃脘酸痛、发热、鼻塞等149个症状，涉及风热伤络证、血热妄行证、湿热痹阻证、胃肠积热证、气不摄血证等12个证候，总共有664条记录。

　　将儿童过敏性紫癜数据中所有低频数（出现频数小于等于5）的字段删除之后，总共有双下肢紫癜、紫癜少量、紫癜中等量、紫癜大量、斑色紫红、斑色鲜红等103个症状，风热伤络证、血热妄行证、湿热痹阻证、胃肠积热证、气不摄血证、脾肾气虚证、脾肾阳虚证、阴虚火旺证、气阴两虚证、气滞血瘀证和瘀血阻络证11个证候。

二、算法模型构建与数据分析

　　本节在不同监督学习模型下对数据的分析和挖掘，给出详细的分析过程和分析结果，并展示了核心实现代码。

（一）调用函数说明

1. 划分测试集与训练集

函数样式：train_test_split(feature,label,test_size=0.20, random_state=0)

（1）train_test_split 函数的功能　将输入的原始数据集随机划分为测试集与训练集。

（2）train_test_split 函数的参数说明

① feature 为输入数据集中的特征数据。

② label 为输入数据集中的标签数据。

③ test_size 为测试集所占原始数据集的比例，test_size=0.20 表示随机划分20%的数据作为测试集，80%的数据作为训练集。

④ random_state 为随机种子数，即随机对数据集进行划分时对应的组号，若不设置random_state 参数或者将该参数设置为 None，每次划分的测试集都是随机的，即每次调用该函数划分出的训练集与测试集都不相同；将 random_state 设置为整数，例 random_state=0 表示程序每次运行都将划分出相同的训练集与测试集，保证各个算法所使用的测试集与训练集都是一样的。

2. 计算机器学习的评价指标

（1）准确率、精确率、召回率、综合指标 *F*1-score

① accuracy_score(test_label, predict)：计算模型分类的准确率。

② precision_score(test_label,predict)：计算模型分类的精确率。

③ recall_score(test_label,predict)：计算模型分类的召回率。

④ f1_score(test_label,predict)：计算模型分类的 *F*1-score。

以上函数的参数说明：test_label 为测试集的标签数据，即真实的分类结果；predict 为模型预测的分类结果。

（2）roc_curve(test_label, predict_one)　计算并返回绘画 ROC 曲线所需要的值 FPR 与 TPR。roc_curve 函数的参数说明：test_label 为测试集的标签数据，predict_one 为模

型预测样本为 1 的概率。

（3）auc(false_positive_rate, true_positive_rate) 计算模型分类的 AUC 值。auc 函数的参数说明：false_positive_rate 与 true_positive_rate 为 roc_curve 函数返回的值 FPR 与 TPR。

（二）逻辑回归

1. 诊断规则中症状分值与证候阈值的推导 逻辑回归分类的判断过程：若 $P(y=1|x_1,x_2,\cdots,x_n) \geq 0.5$，则分类结果为 1；若 $P(y=1|x_1,x_2,\cdots,x_n) < 0.5$，则分类结果为 0，因此把 0.5 称为分类的阈值。其中 $P(y=1|x_1,x_2,x_3,\cdots,x_n)$ 的具体表达如公式 2-24 所示：

$$P(y=1|x_1,x_2,\cdots,x_n) = \frac{1}{1+e^{-(w_0+w_1x_1+w_2x_2+\cdots+w_nx_n)}} \tag{2-24}$$

症状分值与证候阈值的公式推导后可得：

$$w_1x_1 + w_2x_2 + \cdots + w_nx_n \geq -w_0 \tag{2-25}$$

从公式 2-25 中可知一组症状的分值（权重系数）为 $w_1, w_2, \cdots, w_n$，证候的阈值为 $-w_0$。其中 $x_1, x_2, \cdots, x_n$ 为一组症状，其取值为 0 或者 1。当患者出现某症状，对应症状的取值为 1，此时加上该症状对应的分值；当患者未出现某症状，对应症状的取值为 0，此时不计算该症状对应的分值。若患者所有出现的症状对应的分值之和大于或者等于某证候对应的阈值，则认为该患者存在某证候。

2. 基于逻辑回归的证候分型算法

（1）算法框架

输入：症状与证候的原始数据集。

输出：症状分值与证候阈值的模型文件以及逻辑回归模型的评价指标。

步骤一：读取原始数据集。

步骤二：获取原始数据的列数。

步骤三：将读取的表格数据转化为矩阵形式。

步骤四：根据数据的列从步骤三中的矩阵中获取特征数据。

步骤五：根据数据的列从步骤三中的矩阵中获取标签数据。

步骤六：根据步骤四与步骤五的特征与标签数据随机划分出 20% 的数据作为测试集，80% 的数据作为训练集。若选取 20% 的数据作为测试集，则执行此步骤；若选取全部的数据作为测试集与训练集，则跳过此步骤。

步骤七：将训练集与测试集中的标签数据分别转化为一维数组。

步骤八：调用逻辑回归函数。

步骤九：使用训练集中的特征数据与标签数据训练模型。

步骤十：获取模型中各特征的权重系数与截距。

步骤十一：根据逻辑回归算法推导出的症状分值与证候阈值，将步骤十所获取的数据转化为症状分值与证候阈值并写入模型文件。

步骤十二：预测测试集中的特征数据对应的分类结果。

步骤十三：获取模型预测测试集中的特征数据对应的不同分类的概率。

步骤十四：读取步骤十三中模型预测测试集中的特征数据对应的分类为 1 的概率。

步骤十五：计算并输出模型分类的准确率、精确率、召回率、综合指标 $F1-score$。

步骤十六：求解模型分类的 AUC 值。

步骤十七：画出模型分类的 ROC 曲线。

（2）具体核心实现代码

```python
import numpy as np
import pandas as pd
from sklearn.linear_model import LogisticRegression        # 逻辑回归库函数
from sklearn.metrics    import    accuracy_score           # 准确率
from sklearn.metrics    import    precision_score          # 精确率
from sklearn.metrics    import    recall_score             # 召回率
from sklearn.metrics    import    f1_score                 #F1
from sklearn.metrics import roc_curve, auc                 #ROC 曲线，AUC 值
# 画图库函数
import matplotlib.pyplot as plt
# 输入数据路径
path="E:\ 逻辑回归 \ 症状 – 风热伤络证 .xlsx"
# 输出文件路径
writepath="E:\ 逻辑回归 \ 症状分值 – 风热伤络证 .xlsx"
# 训练集和测试集的标签数组
Y_new = []
# 读取表格数据并划分特征与标签
data = pd.read_excel(path)
row = data.shape[0]          # 数据行数
col = data.shape[1]          # 数据列数
dataMat = np.mat(data)       # 表格数据转化为矩阵形式
Y = dataMat[:,col-1]         # 类别变量
X = dataMat[:,0:col-1]       # 特征
# 处理标签数据，将标签所在列转化为一维数组
Y = Y.tolist()
for s_li in Y:
    Y_new.append(s_li[0])
# 调用逻辑回归函数
model = LogisticRegression(penalty='l2',solver='liblinear',C=0.21)
# 训练模型
model.fit(X, Y_new)
w=model.coef_
b=model.intercept_
# 将症状分值与证候阈值写入文件，103 个症状
```

```python
w_pd = pd.DataFrame(np.random.randn(2,104),index=[' 症状 ',' 分值 '])
header = list(pd.read_excel(path).columns.values)
del(header[-1])
header.append(' 阈值 ')
w_pd.loc[' 症状 '] = header
for i in range(103):
    w_pd.loc[' 分值 ',i]=w[0][i]
w_pd.loc[' 分值 ',103]=-b[0]
writer = pd.ExcelWriter(writepath)
w_pd.to_excel(writer, 'sheet_1', float_format='%.7f')
writer.save()
writer.close()
# 测试数据
predict = model.predict(X)                          # 预测分类 y
predict_proba = model.predict_proba(X)              # 预测样本为某个标签的概率
predict_proba_new = predict_proba[:,1]              # 读取预测样本为 1 的概率
# 输出机器学习评价指标
accuracy=accuracy_score(Y_new, predict)
precision=precision_score(Y_new,predict)
recall=recall_score(Y_new,predict)
f1=f1_score(Y_new,predict)
print(" 准确率：%.4f 精确率：%.4f 召回率：%.4f F1：%.4f" %(accuracy,precision,recall,f1))
# 求解 AUC 值
false_positive_rate,true_positive_rate,thresholds=roc_curve(Y_new, predict_proba_new)
roc_auc=auc(false_positive_rate, true_positive_rate)
# 画出 ROC 曲线
plt.title('ROC Curve')
plt.plot(false_positive_rate, true_positive_rate,'r',label='AUC = %0.4f'% roc_auc)
plt.legend(loc='lower right')
plt.plot([0,1],[0,1],'b--')
plt.ylabel('TPR')
plt.xlabel('FPR')
```

（3）参数说明　逻辑回归函数参数见表 2-2。

表 2-2　逻辑回归函数参数表

参数名	参数功能	参数值
penalty	指定所使用的正则化方法，默认为L2正则化	12
solver	指定逻辑回归损失函数的优化方法，其中liblinear算法使用坐标轴下降法来迭代优化损失函数	liblinear
C	正则化系数λ的倒数，默认为1，只能是正数 C的值越小，正则化项越大，表示正则化越强	0.21

（4）属性说明　逻辑回归模型属性表见表2-3。

表2-3　逻辑回归模型属性表

属性名	属性介绍
coef_	每一个特征所对应的权重系数，即症状的分值
intercept_	截距b，相当于w_0，其值的负数为证候的阈值

3. 逻辑回归得到辨证模型　为便于展示各证候的阈值与其对应的症状分值，将阈值统一为10，分值按比例缩放，分值的大小表示各症状对证候分类的影响程度。将症状分值按从大到小排序后，可以得到每个证候对应的前十个症状分值。本案例中使用全部数据作为训练集，下面给出了风热伤络证和脾肾气虚证的阈值及对应的症状，如表2-4所示。

表2-4　风热伤络证和脾肾气虚证阈值及对应的症状分值

风热伤络证		脾肾气虚证	
阈值	10	阈值	10
脉浮	18.82	尿蛋白	3.78
鼻塞	10.95	满月脸	3.7
发热	10.89	便溏	3.57
咽痛	10.7	腰膝酸软	3.22
咳嗽	10.56	小便浑浊有泡沫	2.73
斑色鲜红	10.56	紫癜少量	2.53
小便量少	8.15	尿潜血	2.33
咽痒	6.73	形体肥胖	2.3
苔薄	6.24	脉弱	2.2
烦躁易怒	4.72	食少纳呆	2.14

4. 逻辑回归模型分类的评估指标　这里列出了全部数据作为训练集和测试集得到的指标值，如表2-5所示。

表2-5　逻辑回归模型预测的二分类机器学习指标

证候	准确率	精确率	召回率	$F1$-measure	AUC
风热伤络证	89.16%	84.42%	52.00%	64.36%	0.929
血热妄行证	83.28%	82.01%	66.81%	73.63%	0.8907
湿热痹阻证	89.76%	77.89%	61.16%	68.52%	0.9384
胃肠积热证	98.19%	0.00%	0.00%	0.00%	0.9766
气不摄血证	94.73%	85.96%	64.47%	73.68%	0.9676
脾肾气虚证	96.39%	80.00%	14.81%	25.00%	0.9569

续表

证候	准确率	精确率	召回率	F1-measure	AUC
脾肾阳虚证	98.64%	100.00%	10.00%	18.18%	0.9754
阴虚火旺证	94.73%	85.37%	54.69%	66.67%	0.9674
气阴两虚证	95.18%	100.00%	3.03%	5.88%	0.9327
气滞血瘀证	98.64%	0.00%	0.00%	0.00%	0.9062
瘀血阻络证	86.75%	86.67%	32.23%	46.99%	0.8644

（1）模型预测各个证候的准确率、精确率、召回率、F1 与 AUC 值　在表 2-5 中，可以看到在使用全部数据作为测试集时，使用逻辑回归算法建立的脾肾阳虚证与气滞血瘀证分类器模型分类的准确率最高，为 98.64%；使用逻辑回归算法建立的气不摄血证分类器模型分类的综合指标最高，为 73.68%；使用逻辑回归算法建立的胃肠积热证分类器模型分类的 AUC 值最大，为 0.9766。

（2）模型预测各个证候的 ROC 曲线　这里列出了风热伤络证和脾肾气虚证的 ROC 曲线，如图 2-4、图 2-5 所示。

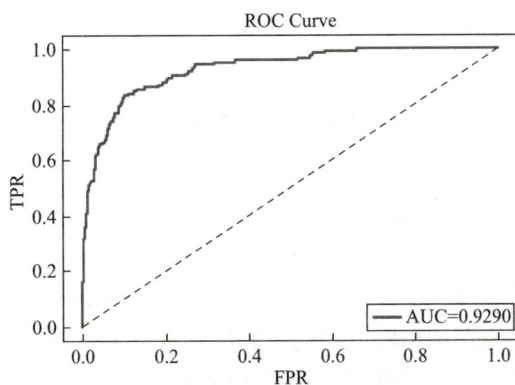

图 2-4　风热伤络证的 ROC 曲线

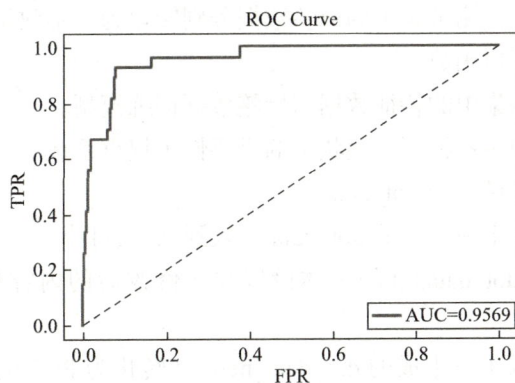

图 2-5　脾肾气虚证的 ROC 曲线

（三）决策树

1. 诊断规则中症状重要性的计算　这里使用 CART 算法构建决策树模型，在构建树的过程中，计算每一个未作树节点的特征的基尼指数，并且选择基尼指数最小的特征作为树中的节点。每一个特征的重要性（权重系数）就是此特征的基尼指数减少量的归一化值，每一个特征（症状）的重要性的计算公式如下：

$$feature\_importance = \frac{nt}{n} * \left(gini - \frac{ntr}{nt * r\_gini} - \frac{ntl}{nt * l\_gini} \right) \qquad (2\text{--}26)$$

在公式 2-26 中，n 为样本的总数，nt 为当前节点的样本数量，ntr 为当前节点的右孩子的样本数量，ntl 为当前节点的左孩子的样本数量，$gini$ 为当前节点对应特征的基尼指数，r_gini 为当前节点的右孩子对应特征的基尼指数，l_gini 为当前节点的左孩子对应特征的基尼指数。

2. 基于决策树的证候分型算法

（1）算法框架

输入：症状与证候的原始数据集。

输出：决策树模型文件、生成决策树模型文件的中间文件 dot_data.txt 与 dot_data_new.txt、决策树模型的评价指标以及症状重要性的模型文件。

步骤一：读取原始数据集。

步骤二：获取原始数据的列数。

步骤三：将读取的表格数据转化为矩阵形式。

步骤四：根据数据的列从步骤三中的矩阵中获取特征数据。

步骤五：根据数据的列从步骤三中的矩阵中获取标签数据。

步骤六：根据步骤四与步骤五的特征与标签数据随机划分出 20% 的数据作为测试集，80% 的数据作为训练集。若选取 20% 的数据作为测试集，则执行此步骤；若选取全部的数据作为测试集与训练集，则跳过此步骤。

步骤七：将训练集与测试集中的标签数据分别转化为一维数组。

步骤八：调用决策树函数。

步骤九：使用训练集中的特征数据与标签数据训练模型。

步骤十：获取模型中各特征（症状）的重要性（权重系数）并写入模型文件。

步骤十一：生成树模型的 dot_data。

步骤十二：将步骤十一生成的 dot_data 导入到 txt 文件中。

步骤十三：修改 dot_data.txt 的字体设置并将修改后的内容写入 dot_data_new.txt，避免乱码。

步骤十四：将步骤十三生成的 dot_data_new.txt 转化为 PDF 的形式，存储可视化决策树模型。

步骤十五：预测测试集中的特征数据对应的分类结果。

步骤十六：获取模型预测测试集中的特征数据对应的不同分类的概率。

步骤十七：读取步骤十六中模型预测测试集中的特征数据对应的分类为 1 的概率。

步骤十八：计算并输出模型分类的准确率、精确率、召回率、综合指标 $F1$-score。

步骤十九：求解模型分类的 AUC 值。

步骤二十：画出模型分类的 ROC 曲线。

（2）具体核心实现代码

```python
import numpy as np
import pandas as pd
import os
from sklearn.tree import DecisionTreeClassifier          # 决策树库函数
from sklearn.model_selection import train_test_split     # 划分训练集和测试集
from sklearn.metrics   import   accuracy_score           # 准确率
from sklearn.metrics   import   precision_score          # 精确率
from sklearn.metrics   import   recall_score             # 召回率
from sklearn.metrics   import   f1_score                 # F1
from sklearn.metrics import roc_curve, auc               #ROC 曲线，AUC 值
# 画图库函数
import matplotlib.pyplot as plt
from sklearn.feature_extraction import DictVectorizer
from sklearn.tree import export_graphviz
from sklearn import tree
# 输入数据路径
path="E:\ 决策树 \ 症状 – 风热伤络证 .xlsx"
# 输出文件路径
writepath="E:\ 决策树 \ 症状重要性 – 风热伤络证 .xlsx"
# 输出树模型文件路径
out_path="E:\ 决策树 "
tree_depth = 3        # 树的最大深度
# 读取表格数据
data = pd.read_excel(path,names=None)
row = data.shape[0]    # 数据行数
col = data.shape[1]    # 数据列数
data = np.mat(data)    # 表格数据转化为矩阵形式
# 读取特征数据与标签数据
X = data[:,0:col−1]
Y = data[:,col−1]
# 随机划分 20% 的数据作为测试集，80% 的数据作为训练集
X_train,X_test,Y_train,Y_test=train_test_split(X,Y,test_size=0.20, random_state=0)
# 将划分出来的训练集的标签写入新的数组中
```

```python
Y_train_new=[]
Y_train = Y_train.tolist()
Y_train_new = np.array(Y_train)
# 调用决策树函数
clf = DecisionTreeClassifier(criterion='gini',max_depth=tree_depth)
# 训练模型
clf.fit(X_train, Y_train_new)
fi = clf.feature_importances_
# 将各个症状的重要性写入文件
fi_pd = pd.DataFrame(np.random.randn(2,col-1),index=[' 症状 ',' 权重 '])
header = list(pd.read_excel(path).columns.values)
del(header[-1])
fi_pd.loc[' 症状 '] = header
for i in range(col-1):
    fi_pd.loc[' 权重 ',i]=fi[i]
writer = pd.ExcelWriter(writepath)
fi_pd.to_excel(writer, 'sheet_1', float_format='%.9f')
writer.save()
writer.close()
# 可视化决策树
feature_name = header
os.environ['PATH'] = os.pathsep +r'D:\bin'
# 生成 dot_data
dot_data = export_graphviz(clf, out_file=None, feature_names=feature_name, class_names=[' 不存在证候 ',' 存在证候 '], rounded=True, filled=True)
# 将生成的 dot_data 内容导入到 txt 文件中
os.chdir(out_path)
f = open('dot_data.txt', 'w')
f.write(dot_data)
f.close()
# 修改字体设置，避免中文乱码
import re
f_old = open('dot_data.txt', 'r')
f_new = open('dot_data_new.txt', 'w', encoding='utf-8')
for line in f_old:
    if 'fontname' in line:
        font_re = 'fontname=(.*?)]'
        old_font = re.findall(font_re, line)[0]
        line = line.replace(old_font, 'SimHei')
    f_new.write(line)
f_old.close()
f_new.close()
```

```
# 以 PDF 的形式存储生成的决策树模型
os.system('dot –Tpdf dot_data_new.txt –o 80% 数据作训练集决策树模型 .pdf')
print(' 决策树模型 .pdf 已经保存在代码所在文件夹！')
# 将划分出来的测试集的标签写入新的数组中
Y_test_new=[]
Y_test = Y_test.tolist()
Y_test_new = np.array(Y_test)
# 预测分类
predict = clf.predict(X_test)
predict_proba = clf.predict_proba(X_test)    # 预测样本为某个标签的概率
predict_proba_new = predict_proba[:,1]    # 读取预测样本为 1 的概率
# 输出机器学习评价指标
accuracy=accuracy_score(Y_test_new, predict)
precision=precision_score(Y_test_new,predict)
recall=recall_score(Y_test_new,predict)
f1=f1_score(Y_test_new,predict)
print(" 准确率：%.4f 精确率：%.4f 召回率：%.4f F1：%.4f" %(accuracy,precision,recall,f1))
# 评价指标存入文件
accuracies = []
precisions = []
recalls = []
f1s = []
accuracies.append(accuracy)
precisions.append(precision)
recalls.append(recall)
f1s.append(f1)
dict = {'accuracy': accuracies, 'precision': precisions, 'recall': recalls, 'f1': f1s}
df_result = pd.DataFrame(dict)
df_result.to_csv("result.csv")
# 求解 AUC 值
false_positive_rate,true_positive_rate,thresholds=roc_curve(Y_test_new, predict_proba_new)
roc_auc=auc(false_positive_rate, true_positive_rate)
# 画出 ROC 曲线
plt.title('ROC Curve')
plt.plot(false_positive_rate,true_positive_rate,'r',label='AUC = %0.4f'% roc_auc)
plt.legend(loc='lower right')
plt.plot([0,1],[0,1],'b––')
plt.ylabel('TPR')
plt.xlabel('FPR')
plt.savefig('./ROC.jpg', bbox_inches='tight')
```

（3）参数说明　决策树函数参数见表2-6。

表2-6　决策树函数参数表

参数名	参数功能	参数值
criterion	指定选择特征作为树节点的方法，默认为gini，表示基尼指数，选择基尼指数最小的特征为树中节点	gini
max_depth	指定树的最大深度，可以用来防止过拟合	3

（4）属性说明　决策树模型属性见表2-7。

表2-7　决策树模型属性表

属性名	属性介绍
feature_importances_	每一个特征所对应的特征重要性（权重系数）

3. 使用决策树建立的模型文件　将每个证候对应的症状重要性按从大到小排序后，得到每个证候对应的前五个症状的重要性如表2-8所示。每个证候对应的决策树模型如图2-6、图2-7所示。

使用80%数据作为训练集，20%数据作为测试集。

表2-8　风热伤络证和脾肾气虚证对应的前5个症状重要性

风热伤络证		脾肾气虚证	
症状	权重系数	症状	权重系数
脉浮	0.59	舌淡	0.31
斑色鲜红	0.11	腰膝酸软	0.2
鼻塞	0.09	食少纳呆	0.18
呕血	0.08	面色㿠白	0.13
脉弦	0.08	满月脸	0.11

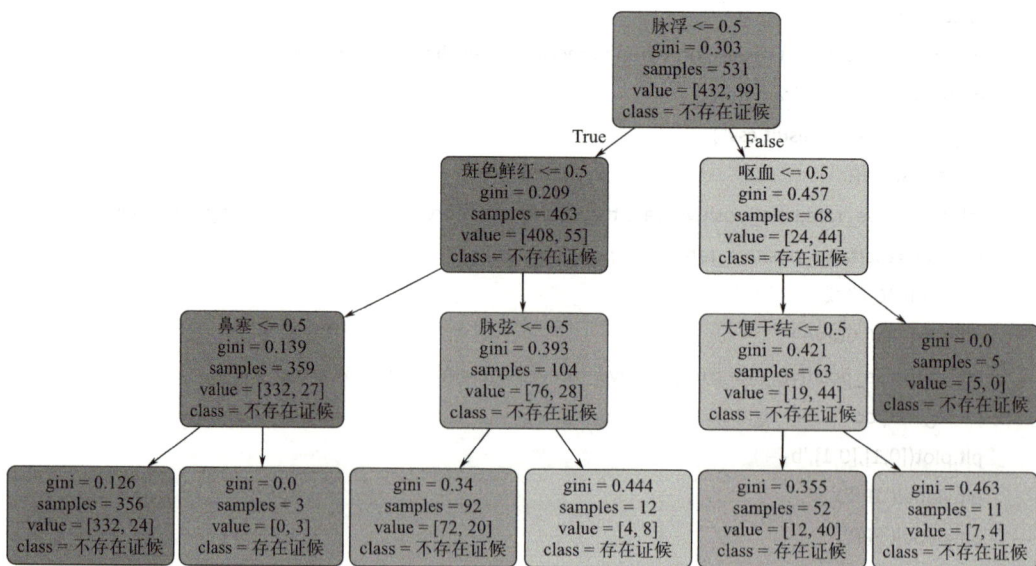

图2-6　风热伤络证对应的决策树模型图

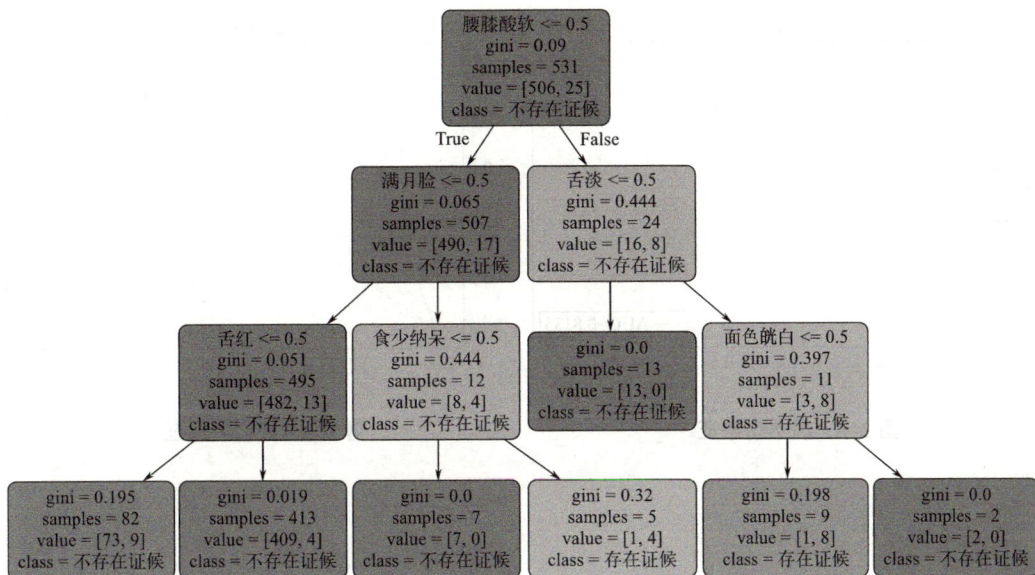

图 2-7　脾肾气虚证对应的决策树模型图

4. 决策树模型分类的评估指标　这里给出了 80% 数据作为训练集、20% 数据作为测试集的指标值，如表 2-9 所示。

（1）模型预测各个证候的准确率、精确率、召回率、F1 与 AUC 值。

表 2-9　决策树模型预测的二分类机器学习指标

证候	准确率	精确率	召回率	$F1$-measure	AUC
风热伤络证	87.97%	81.25%	50.00%	61.90%	0.8133
血热妄行证	69.17%	90.00%	18.37%	30.51%	0.6975
湿热痹阻证	87.22%	58.62%	77.27%	66.67%	0.846
胃肠积热证	97.74%	0.00%	0.00%	0.00%	0.7295
气不摄血证	93.23%	50.00%	33.33%	40.00%	0.7612
脾肾气虚证	96.99%	0.00%	0.00%	0.00%	0.6908
脾肾阳虚证	98.50%	0.00%	0.00%	0.00%	0
阴虚火旺证	90.98%	71.43%	33.33%	45.45%	0.8475
气阴两虚证	94.74%	100.00%	12.50%	22.22%	0.668
气滞血瘀证	96.99%	0.00%	0.00%	0.00%	0.4962
瘀血阻络证	85.71%	71.43%	22.73%	34.48%	0.6423

在表 2-9 中，可以看到在使用 20% 数据作为测试集时，使用决策树算法建立的脾肾阳虚证分类器模型分类的准确率最高，为 98.50%；使用决策树算法建立的湿热痹阻证分类器模型分类的综合指标最高，为 66.67%；使用决策树算法建立的阴虚火旺证分类器模型分类的 AUC 值最大，为 0.8475。

（2）模型预测各个证候的 ROC 曲线如图 2-8、图 2-9 所示。

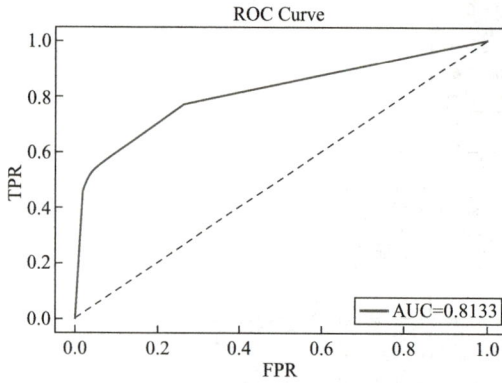

图 2-8 风热伤络证

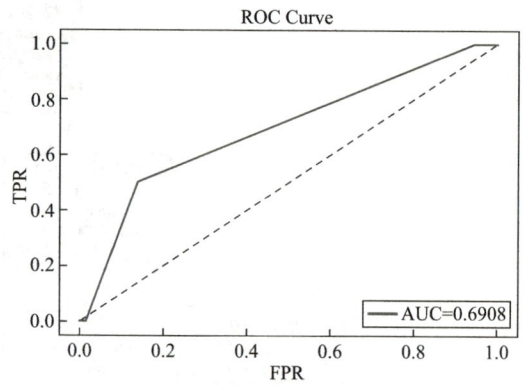

图 2-9 脾肾气虚证

扫一扫，查看：
不同监督学习算法
对该数据集的处理
源代码

【复习思考题】

1. 简述监督学习的基本原理。

2. 简述监督学习和无监督学习的区别。

3. 简述回归和分类的区别。

第三章　无监督学习在中医药中的应用 ▷▷▷

　　现实生活中常常会遇到这样的问题：在数据处理的过程中，由于缺乏足够的先验知识，难以人工标注数据的类别，或是进行人工标注类别的成本太高，例如从庞大的样本集合中选出具有代表性的样本加以标注，用于分类器的训练；在无类别信息的情况下，寻找明显特征或将所有样本自动分为不同的类别等。因此希望由计算机来全部或部分地完成这些工作，无监督学习也就应运而生。无监督学习是一种统计方法，主要是根据类别未知（没有被标记）的训练样本来解决模式识别中的各种问题。监督学习解决的是分类和回归问题，而无监督学习解决的是聚类和降维问题。

第一节　聚类

一、聚类分析概述

　　聚类分析（cluster analysis）指将物理或抽象对象的集合分组为由类似的对象组成的多个类的分析过程，也可以看作将一组研究对象分为相对同质的群组（clusters）的统计分析技术。

　　聚类分析又称群分析，是根据"物以类聚"的道理，对样品或指标进行分类的一种多元统计分析方法，它讨论的对象是大量的样品，要求能合理地按各自的特性进行分类，没有任何模式可以参考或依循。

　　聚类分析是一种典型的无监督学习，用于对未知类别的样本进行划分，将它们按照一定的规则划分成若干个类簇，把相似（距离相近）的样本聚在同一类簇中，把不相似的样本分为不同类簇，从而揭示样本之间内在的性质及相互之间的联系规律。

　　从统计学的观点看，聚类分析是通过数据建模简化数据的一种方法。传统的统计聚类分析方法包括系统聚类法、分解法、加入法、动态聚类法、有序样品聚类、有重叠聚类和模糊聚类等。采用 $k-$ 均值、$k-$ 中心点等算法的聚类分析工具已被加入许多著名的统计分析软件包中，如 SPSS、SAS 等。

　　从机器学习的角度讲，簇相当于隐藏模式。聚类是搜索簇的无监督学习过程。与分类不同，无监督学习不依赖预先定义的类或带类标记的训练实例，需要由聚类学习算法自动确定标记，而分类学习的实例或数据对象有类别标记。聚类是观察式学习，而不是示例式的学习。

　　聚类分析是一种探索性的分析，在分类的过程中，人们不必事先给出一个分类的标准，聚类分析能够从样本数据出发，自动进行分类。来自不同应用领域的数据集具有不同的特点，对数据进行聚类分析的目的也不尽相同，聚类分析的方法因数据集而异，因使用目的而异。聚类分析被广泛应用于许多研究领域，包括图像分割、对象及特征识别、信息检索及数据挖掘等。聚类分析在计算机科学方面的应用范围非常广，包括模式识别、数据分析、文本挖掘等。

二、聚类分析原理

聚类分析的过程主要包含特征选择与变换、聚类算法选择或设计、聚类结果物理解释和聚类结果评估 4 个步骤，如图 3-1 所示：

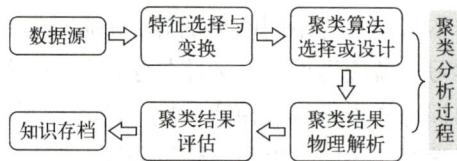

图 3-1　聚类分析过程

1. 特征选择和变换　从数据集的众多特征中找出那些最有效的特征，突出簇内数据共性和簇间差异，便于聚类，提高算法效率。

数据集过多的特征常常会在聚类过程中产生干扰，从而降低聚类算法的效率和性能。特征选择和提取的基本任务就是从数据集的众多特征中找出那些最有效的特征，即把数据点从高维特征空间映射到低维特征空间，从而使数据集包含的各个簇之间更易于区分。通常来说，理想的特征应该能够突出同类数据之间的共性和不同类数据之间的差异，并对噪声有较强的免疫能力。此外，合理的特征选择和提取能够简化算法设计的复杂度和提高算法的效率。

2. 聚类算法选择或设计　聚类算法的设计和选择是聚类分析的关键环节，主要包括以下两个方面：数据点之间相似性度量的选取和最优划分准则的构建。

（1）相似性度量的选取　相似性度量即综合评定两个事物之间相近程度的一种度量。两个事物越接近，它们的相似性度量也就越大，而两个事物越疏远，它们的相似性度量也就越小。相似性度量种类繁多，一般根据实际问题进行选用。常用的相似性度量有：相关系数（衡量变量之间接近程度），相似系数（衡量样品之间接近程度），若样品给出的是定性数据，这时衡量样品之间接近程度，可用样本的匹配系数、一致度等。显然，相似性度量用于衡量数据点之间的相似或相异程度，是影响聚类分析效果的基础。由于来自不同领域的数据千差万别，有其自身的结构特点，因此在选取相似性度量时应该充分考虑数据集的结构特点。

（2）目标准则函数　可以把聚类问题用数学模型的形式描述出来，也就是说把聚类问题表示为一个优化问题。我们只要找到使得准则函数最优的方案，便能解决聚类问题。在设计聚类算法时这种准则函数一般由人为设定的终止条件实现。本质上，这将聚类问题转化为数学上的优化问题来解决。虽然近年来出现了大量针对不同问题的聚类算法，但是迄今为止没有一种聚类算法可以解决聚类过程中出现的所有问题。

3. 聚类结果解释　聚类分析的最终目标是给用户提供来自原始数据集有意义的知识，对聚类结果给出合理的解释有助于他们解决问题。这是聚类操作完整流程中与最终用户距离最近的一步，具有重大的实际应用意义。

4. 聚类结果评估　给定一数据集，不管其内部是否存在合理的结构，任何一个聚类算法都会将其划分成若干个簇。但是，不同的聚类算法所得到的结果往往相差很大，即使对于同一算法，不同的参数设置、输入模式顺序的改变也会得到不同的聚类结果。因此根据一定的准则，评估聚类结果的有效性有着重要意义。通常可以把这些准则分成三种：外部准则、内部准则和相对准则。由于不同准则从不同的角度考虑问题，因此聚类结果的有效性评估往往带有很大的主观性。如何根据实际情况来选择聚类有效性评估准则仍然是值得研究的问题。

三、聚类分析算法

由于来自不同应用领域的数据集具有不同的特点，人们对数据进行聚类分析的目的也不尽相同，因此聚类算法的选择取决于待评判数据的类型和聚类的目的。根据近年来出现的各种聚类方法的特点，常用的聚类算法可被分成以下几种：基于密度的聚类算法、基于划分的聚类算法、基于层次的聚类算法、基于网格的聚类算法等，如图3-2所示。

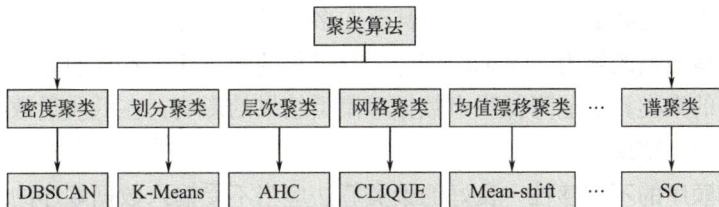

图3-2　聚类算法分类

1. 基于划分的聚类算法　已知一个包含 n 个样本的数据集，我们要将其划分为 k 个聚类。若采用划分法，则需要先创建一个初始的聚类划分，然后通过反复迭代修改初始聚类划分，使得每一次的聚类划分都比上一次的更优。通常来说，所谓的"更优"是由目标函数值来确定的。每个聚类需要满足两个条件：①每个聚类至少包含一个样本；②每个样本必须属于且仅属于一个聚类。

2. 基于层次的聚类算法　是按层次对数据集进行划分。根据层次聚类的过程，可分为自底向上的凝聚方法和自顶向下的分裂方法。凝聚方法将初始数据集中的每个样本独立当作一个簇，然后根据距离、密度等度量方法，逐步将样本合并，直到将所有的样本都合并到一个簇中，或满足特定的算法终止条件。分裂方法是将初始数据集中的所有样本点都当作一个簇，在迭代过程中逐步将上层的簇进行分解得到更小的簇，直到所有的簇中都只包含一个单独的样本，或满足特定的算法终止条件。在应用的过程中，可以根据需求对指定层数的聚类结果进行截取。

3. 基于密度的聚类算法　提出"密度"的思想，即给定领域中样本点的数量，当邻域中的密度达到或超过密度阈值时，将邻域内的样本包含到当前的簇中。若邻域的密度不满足阈值要求，则当前的簇划分完成，对下一簇进行划分。该算法是用密度取代数据的相似性，按照数据样本点的分布密度差异，将样本点密度足够大的区域联结在一起，以期能发现任意形状的组。基于密度的算法可以对数据中的离群点进行检测和过滤。

4. 基于网格的聚类算法　将数据集空间划分为有限个网格单元，形成一个网络结构，在后续的聚类过程中，以网格单元为单位进行聚类，而不是以样本为单位。由于算法处理时间与样本数量无关，只与网格单元数量有关，因此这种方法在处理大数据集时效率很高。基于网格的方法可以在网络单元划分的基础上，与基于密度的方法、基于层次的方法等结合使用。

四、聚类算法特征

聚类算法都有特定的应用场景，在聚类算法的实际应用中，需要根据数据集的特点和挖掘目标选择合适的聚类算法，从而得到较优的聚类结果，即较高类内相似性和较低的类间相似性。一个良好的聚类算法应当具有以下特征：

1. 良好的可伸缩性　不仅能在小数据集上拥有良好性能，得到较好聚类结果，而且在处理大数据集时同样有较好的表现。这里的大数据集表现为数据量大、数据维度多。

2. 处理不同类型数据的能力　不仅能够对数值型的数据进行聚类，也能够对诸如图像、文档、序列等复杂数据进行聚类，甚至在多种类型的混合数据集中有良好的表现。

3. 处理噪声数据的能力　实际应用中，数据集的质量往往不理想，包含很多噪声数据。一个良好的聚类算法能降低噪声数据对聚类结果的影响，在低质量数据集中同样能够得到不错的聚类结果。

4. 对样本顺序的不敏感性　良好的聚类算法应当不受输入数据顺序的影响，任意顺序数据输入都能够得到相同的聚类结果。

5. 约束条件下的表现　在实际的应用场景中，聚类算法需要受到应用背景的约束。良好的聚类算法在约束条件下同样能够对数据集进行良好的聚类，并且得到高质量聚类结果。

6. 易解释性和易用性　不是所有的聚类分析使用者都是数据分析专家，对于用户来说，聚类分析算法应该方便使用，且聚类得到的结果容易解释。

五、聚类分析的度量

聚类分析的度量指标用于对聚类结果进行评判，分为内部指标和外部指标两大类。外部指标指用事先指定的聚类模型作为参考评判聚类结果的好坏；内部指标是指不借助任何外部参考，只用参与聚类的样本评判聚类结果的好坏。聚类的目标是得到较高的簇内相似度和较低的簇间相似度，使得簇间的距离尽可能大，簇内样本与簇中心的距离尽可能小。

聚类得到的簇可以用聚类中心、簇大小、簇密度和簇描述来表示。聚类中心是一个簇中所有样本点的均值（质心）；簇大小表示簇中所含样本的数量；簇密度表示簇中样本点的紧密程度；簇描述是簇中样本的业务特征。

第二节　降维

一、高维数据降维简介

高维数据降维是指采取某种映射方法，降低随机变量的数量。例如将数据点从高维空间映射到低维空间中，从而实现维度减少。降维分为特征选择和特征提取两类，前者是从含有冗余信息以及噪声信息的数据中找出主要变量，后者是去掉原来数据，生成新的变量，可以寻找数据内部的本质结构特征。

简要来说，就是通过对输入的原始数据的特征学习，得到一个映射函数，实现将输入样本映射后到低维空间中，其原始数据的特征并没有明显损失。通常新空间的维度要小于原空间的维度。目前大部分降维算法是处理向量形式的数据。

二、主成分分析

主成分分析（principal component analysis，PCA）是一种最常用的线性降维方法，目标是通过某种线性投影，将高维数据映射到低维空间中，并期望在所投影的维度上数据的方差最大。PCA 的降维是指经过正交变换后，形成新的特征集合，然后从中选择比较重要的一部分子特征集合，从而实现降维。这种方式并非在原始特征中选择，所以 PCA 极大程度保留了原有的样本特征。

PCA 降维的一般过程：

设有 m 条 n 维的数据；将原始数据按列组成 n 行 m 列矩阵 X；计算矩阵 X 中每个特征属性（n 维）的平均向量 M（平均值）；将 X 的每一行（代表一个属性字段）进行零均值化，即减去这一行的均值 M；求出协方差矩阵 $C = \dfrac{1}{m} XX^{T}$；求出协方差矩阵的特征值及对应的特征向量；将特征向量按对应特征值大小从上到下按行排列成矩阵，取前 k（$k<n$）行组成基向量 P；$Y=PX$ 即为降维到 k 维后的数据；PCA 目标是求出样本数据的协方差矩阵的特征值和特征向量，而协方差矩阵的特征向量的方向就是 PCA 需要投影的方向。使用样本数据向低维投影后，能尽可能地表征原始的数据。协方差矩阵可以用散布矩阵代替，即协方差矩阵 $*$（$n–1$），其中 n 为样本的数量。

下面举一个简单的例子。

（1）基于 sklearn（python 语言下的机器学习库）和 numpy 随机生成 2 个类别共 40 个三维空间点的样本。

```
mu_vec1 = np.array([0,0,0])
cov_mat1 = np.array([[1,0,0],[0,1,0],[0,0,1]])
class1_sample = np.random.multivariate_normal(mu_vec1, cov_mat1, 20).T
mu_vec2 = np.array([1,1,1])
cov_mat2 = np.array([[1,0,0],[0,1,0],[0,0,1]])
class2_sample=np.random.multivariate_normal(mu_vec2, cov_mat2, 20).T
```

其中，multivariate_normal（）生成多元正态样本分布，参数分别为设定的样本均值向量，协方差矩阵，每个类别数量为 20 个。生成的两个类别 class1_sample 和 class2_sample 为三维样本数据，即样本数据的特征数量为 3 个。可视化结果如图 3-3。

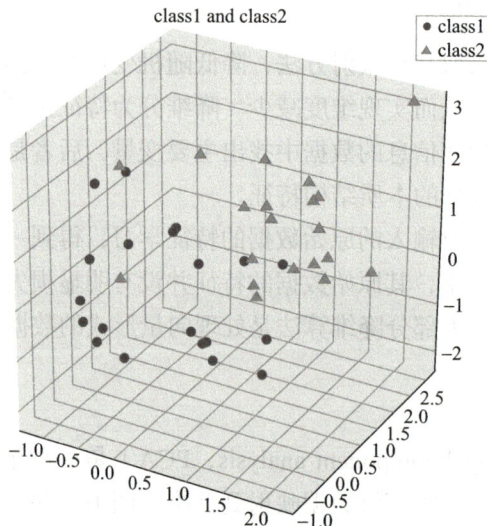

图 3-3　三维样本数据图

（2）利用 PCA 将其投射到二维空间，查看其分布情况。计算 40 个点在 3 个维度上的平均向量，首先将两个类别的数据合并到 all_samples 中，然后计算平均向量：

```
all_samples = np.concatenate((class1_sample, class2_sample), axis=1)
mean_x = np.mean(all_samples[0,:])
mean_y = np.mean(all_samples[1,:])
mean_z = np.mean(all_samples[2,:])
```

计算平均向量 mean_x，mean_y，mean_z，然后基于平均向量计算散布矩阵，计算方法如公式 3-1。

$$S = \sum_{i=0}^{n} (x_i - m)(x_i - m)^T \qquad （3-1）$$

其中 m 为计算的平均向量；所有向量与 m 的差值经过点积并求和后，即可获得散布矩阵的值。

```
scatter_matrix = np.zeros((3,3))
for i in range(all_samples.shape[1]):
scatter_matrix+=(all_samples[:,i].reshape(3,1)–mean_vector).dot((all_samples[:,i].reshape(3,1)
–mean_vector).T)
```

应用 numpy 库内置的 np.linalg.eig（scatter_matrix）方法计算特征向量和特征值。此外，也可以利用 numpy.cov（）方法计算协方差矩阵求解。

eig_val_sc, eig_vec_sc = np.linalg.eig(scatter_matrix) # 由散布矩阵得到特征向量和特征值
eig_val_cov, eig_vec_cov = np.linalg.eig(cov_mat) # 由协方差矩阵得到特征向量和特征值

得到 3 个维度的特征值（eig_vec_sc）和 3 个维度的特征向量（eig_val_sc）。以平均向量为起点，绘出特征向量。特征向量的方向确定了要进行转化的新特征空间的坐标系。结果如图 3-4 所示。

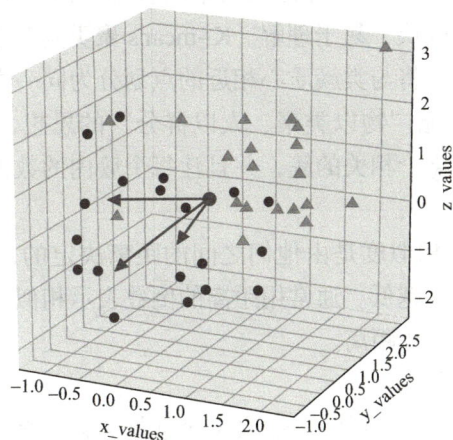

图 3-4　特征向量方向示意图

（3）按照特征值和特征向量进行配对，并按照特征值的大小从高到低进行排序。由于需要将三维空间投射到二维空间中，选择前两个特征值 – 特征向量作为坐标，并构建 2×3 的特征向量矩阵 W。原来空间的样本通过与此矩阵相乘，使用公式 $y=W^Tx$ 的方法将所有样本转换到新的空间中。结果如图 3-5 所示。

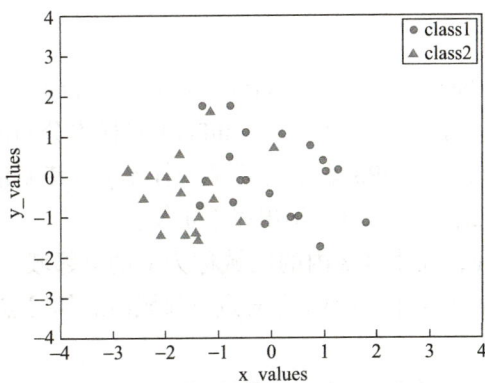

图 3-5　三维空间投射到二维空间示意图

这种变换并没有改变各样本之间的关系，只是应用了新的坐标系。在本例中是将三维空间降维到二维空间，如果有一个 n 维的数据，想要降到 k 维，则取前 k 个特征值对应的特征向量即可。

第三节　无监督学习算法

一、K-means 算法

K-means 算法是聚类算法中一种比较简单的基础算法，是公认的十大数据挖掘算法之一，其优点是计算速度快、易于理解。K-means 聚类是基于划分的聚类算法，计算样本点与类簇质心的距离，将与类簇质心相近的点划分为同一类簇。

K-means 算法主要遵循"物以类聚、人以群分"的思想，将给定的数据集按照样本之间的距离大小聚类为 k 个相关的簇，并且让每个簇内的数据点距离尽量最小，让簇间的距离尽量最大。

K-means 中样本间的相似度是由他们之间的距离决定的，距离越近，说明相似度越高；反之，则说明相似度越低。通常用距离的倒数表示相似度的值，其中常见的距离计算方式有欧氏距离和曼哈顿距离。

K-means 算法聚类步骤如下：

（1）先给定聚类个数 K，然后随机选取 K 个数据为初始聚类中心（质心）。

（2）对于剩余的样本点，计算它们到各个质心的距离，并将其归入到相互间距离最小的质心所在的簇，计算各个新簇的质心。

（3）在所有的样本点都划分完毕以后，根据划分情况重新计算各个簇的质心所在的位置，然后迭代各个样本点到各簇心的距离，对所有样本点重新进行划分。

（4）重复第（2）和第（3）步，直到迭代计算后，所有样本点的划分情况保持不变，此时说明算法已经得到了最优解，将运行结果返回。

二、DBSCAN 算法

DBSCAN（density-based spatial clustering of applications with noise）算法是一个经典的密度聚类算法，它基于一组参数（ε，MinPts）对样本分布的紧密程度进行刻画，ε 表示样本的邻域距离阈值，MinPts 表示对于某一样本 p，其 ε 邻域中样本个数的阈值。给定样本数据集 $S=\{x_1, x_2, \cdots, x_m\}$，给出以下定义：

ε 邻域：给定对象 x_i，在半径 ε 内的区域称为 x_i 的 ε 邻域。在该区域中，S 的子集 $N_\varepsilon(x_i)=\{x_j \in S|\text{distance}(x_i, x_j) \leqslant \varepsilon\}$。$N_\varepsilon(x_i)$ 为 x_i 点 ε 邻域内的邻居点个数，以此表示数据点 x_i 的密度。

核心点：点 x_i 的邻居点个数满足 $N_\varepsilon(x_i) \geqslant \text{MinPts}$。

边界点：点 x_i 的邻居点个数满足 $N_\varepsilon(x_i) < \text{MinPts}$，且 $N_\varepsilon(x_i)$ 中含有核心点。

噪声点：点 x_i 的邻居点个数满足 $N_\varepsilon(x_i) < \text{MinPts}$，且 $N_\varepsilon(x_i)$ 中不含有核心点。

直接密度可达：如果点 m 满足 $m \in N_\varepsilon(p)$，且 p 为核心点，则称点 p 直接密度可达点 m。

密度可达：给定位置点 $p_1, p_2, \cdots, p_n$，如果 p_i 直接密度可达 p_{i+1}，其中 $i=1, 2, \cdots, n-1$，

则称 p_1 密度可达 p_n。

密度相连：假设点 o 为核心对象，从点 o 出发得到两个密度可达点 p 和点 q，则称点 p 与点 q 密度相连。

非密度相连：如果两个点不属于密度相连关系，则两个点非密度相连。非密度相连的两个点属于不同的聚类簇，或者其中存在噪声点。

簇：由密度可达关系导出最大密度相连的样本集合，聚成"簇"。

DBSCAN 算法流程如下：

（1）为算法设置一个合理的半径及领域内包含的最少样本点数目。

（2）从数据集中随机挑选一个样本点 p，检验其领域内是否包含指定的最少样本量，如果包含就将其定性为核心对象，并构成一个簇 C；否则重新挑选一个样本点。

（3）对于核心对象 p 所覆盖的其他样本点 q，如果点 q 对应的领域内仍然包含最少样本量，就将其覆盖的样本点统统归于簇 C。

（4）重复步骤（3），将最大的密度相连所包含的样本点聚为一类，形成一个大簇。

（5）再次回到步骤（2），并重复步骤（3）和（4），直到没有新的样本点可以生成新簇时算法结束。

DBSCAN 算法的聚类结果受到输入的邻域参数（ε，MinPts）影响。当 ε 值固定时，若选择过大的 MinPts 值会导致核心对象的数量过少，使得一些包含对象数量少的簇被直接舍弃；若选择过小的 MinPts 值会导致核心对象的数量过多，使得噪声点也被包含到簇中。当 MinPts 值固定时，若选择过大的 ε 值，可能会导致有很多噪声点被包含到簇中，也可能导致原本应该分开的簇被划分为同一个簇；若选择过小的 ε 值，会导致被标记为噪声的对象数量过多，一个不应该分开的簇可能会被分成多个簇。

三、隐结构分析

隐结构分析是为中医辨证专门建立的无监督学习方法，由张连文教授首先提出。中医诊断首先是通过望、闻、问、切收集病情资料，然后对病情资料进行综合分析，进而对疾病的病因、病位、病势、病性等本质作出判断。判断的结果称为证或证候，而判断的过程称为辨证。中医辨证有三个方面问题：首先，中医辨证没有客观标准；其次，医师辨证技能的高低很大程度取决于经验，只有高龄医师才会得到充分信任；最后，辨证结果受主观因素的影响很大，不同医师对同一患者辨证的结果往往不同。

辨证就是把患者进行分类，同一证候的患者分到一类，不同证候的患者分到不同的类，分类的根据是患者的症状。那么，这些类是否客观存在呢？为了回答这个问题，可以首先进行流行病学调查收集病例，按症状对患者进行聚类，症状相近的聚为同一类，症状不相似的聚到不同的类，然后把所得的类与证候进行比较。如果一个类 C 中的患者的症状与某证候 S 的症状整体上吻合，那么类 C 就可以看成对有证候 S 患者的群体的抽样。这不但证实了证候 S 的客观存在，而且为建立客观辨证标准提供了基础。对于一个新来的患者，可以将其症状与类 C 中的患者的症状进行比较，如果相似则断定患者有证候 S，否则断定患者无证候 S。

基于上述思想，一些专家学者对八纲辨证中的阴阳两证进行了研究。遗憾的是结果不甚理想，聚类分析所得到的类与阴证和阳证的特性并不吻合。失败的原因可能很多。例如所用的是基于距离的聚类分析，也许距离定义得不合理，也许距离聚类这一方法不适合此问题。一般来讲，简单使用聚类分析来研究证有难以克服的实质性困难。这主要是因为辨证是一个多维同时分类问题。例如，按肾阳虚程度，可以把患者分为肾阳不足、肾阳衰惫、肾阳衰微等；同时，按肾精亏虚程度，又可以把患者分为另外几类。这就好比可以同时把人按性别分为"男""女"，按年龄分为"老""中""青"，按职业分为"工人""农民"等。因为简单聚类方法是单维的，所以它无法处理辨证的多维性。

中医辨证理论讲的是证候与症状之间的关系。例如关于肾阴虚，中医学认为，肾阴亏虚，脑髓、官窍、骨骼失养，则见腰膝酸痛、眩晕耳鸣、健忘、齿松发落……虚火上扰心神，故烦热少寐；肾阴不足，失于滋润，虚火蕴蒸，故见口燥咽干，形体消瘦，潮热盗汗，或骨蒸发热，颧红，尿黄少，舌红少苔，脉细数，为阴虚内热之象。这里，诸如"腰膝酸痛""舌红少苔""脉细数"的症状是可以通过望、闻、问、切而直接观察到的，是显变量。而诸如"肾阴虚"的证候迄今没有办法对它们进行直接观察，是隐变量。除了证候以外，诸如"肾阴虚失养""肾阴虚失滋润""阴虚内热"的病理因子也是隐变量。隐变量与隐变量之间，以及隐变量与显变量之间的关系构成了一个隐结构。中医辨证理论所描述的是一个把各式各样的症状联系起来的隐结构。隐结构是不可能直接观测到的，这是中医辨证理论难以用现代科学手段证实和定量化的根本原因。

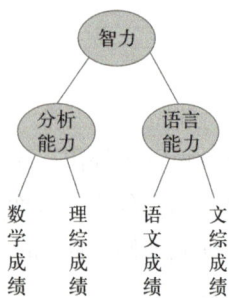

图3-6　隐变量介绍

隐变量是人思维的产物，发明隐变量、隐结构的目的是要解释在众多事例中所观察到的规律。例如在中学生人群中，人们观察到：一个数学成绩好的学生，物理、化学成绩往往也好；反之亦然。人们于是引入"分析能力"这个隐变量来解释这一现象：分析能力强的学生，数学、物理、化学3门课程的成绩一般都较好；而分析能力弱的学生，这3科成绩往往都较差，如图3-6所示。在中医临床实践中，"舌上少津""口渴喜饮""小便涩少"这3个症状常常结伴出现，中医理论引入"津亏"这个隐变量来解释这一现象：津亏能导致这3个症状的出现；而无津亏时，它们则一般不会出现。

中医学理论是在通过对众多病例的观察发现了一些规律后，为解释这些规律而引入的一个用自然语言描述的隐结构。隐结构的基本思想是用电脑来取代人脑进行数据分析、构造隐结构。对于中医辨证，具体地讲就是：①首先进行流行病学调查，系统地收集病例；②然后用电脑对所得数据进行分析，找出规律，构造隐结构模型来解释这些规律；③最后用所得的隐结构模型来指导辨证。

隐类分析所用的统计模型称为隐类模型。一个隐类模型由一个隐变量和多个显变量组成。在图3-7所示的例子中，隐变量是类风湿关节炎（R），显变量是与之相关的一些症状：背痛（B）、颈痛（N）、关节痛（J）、肿胀（S_w）、僵硬（S_t）。其中，R有4个取值，而各显变量取2个值，即"有"或"无"。定量信息包括R的概率分布$P(R)$，以

及给定 R，各显变量的条件概率分布 $P(B|R)$、$P(N|R)$、$P(J|S)$、$P(S_w|R)$、$P(S_t|R)$。隐变量 R 的每一个取值对应一个隐类，因此条件概率也称类概率，由图 3-8 给出，其中的 4 条曲线对应 R 的 4 个取值。

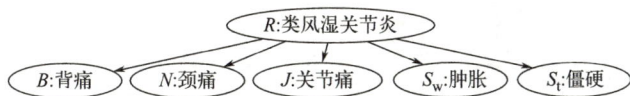

图 3-7　隐类模型

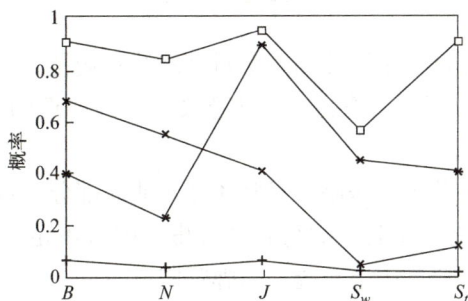

图 3-8　聚类分析结果

隐类分析是一个基于隐类模型的聚类方法。它是要通过数据分析，确定以下数值：①隐变量的取值个数，即隐类的个数；②每个类的统计特性，即其类概率。

隐类分析的应用领域主要包括社会科学、教育、心理学及医疗卫生等。在西医学中，它被用来探讨如类风湿关节炎、抑郁症、慢性疲劳综合征等病症的诊断标准。

第四节　案例分析

本节内容是对儿童原发性肾病综合征的名中医诊疗数据进行隐结构分析。

一、数据预处理

数据来源于中国知网、万方、维普三大中文期刊数据库，通过高级检索筛选出从建库至 2021 年 6 月 30 日的文献，检索式为（主题 = 肾病综合征 or 水肿 or 尿浊 or 虚劳 or 肾风 or 水气 or 水病）AND（全文 = 中医 or 中药）AND（全文 = 小儿 or 患儿 or 儿童）AND（全文 = 医案 or 病案 or 病例 or 案例 or 经验），将检索出的文献逐一手动排查，筛选出符合标准的期刊医案数据。

通过文献检索及筛选，共录入期刊医案数据 336 条，图书馆藏书医案数据 209 条，共计 545 条，包含 203 个症状，34 种证型，103 条方剂，348 味中药。

在 Excel 文档中建立儿童 PNS 的名中医诊疗数据库，通过文献检索及数据提取，共计录入医案数据 545 条。录入字段包括医案来源、发病时间、医家、转归、就诊时间、就诊次数、性别、年龄、症状、证型、治法、方剂、中药，采用二值变量进行赋值，出现该字段赋值为 1，未出现则赋值为 0，如图 3-9 所示。

期刊/著作	医家	转归	文献名称	性别	年龄	病程	就诊次数	诱因	无水肿	眼睑水肿	颜面水肿	上肢水肿	下肢水肿
中医临床研究	潘月俊	完全缓解	敷和汤治疗己亥年肾病综合征	男	10岁	4年	初诊	外感	0	1	0	0	0
中医药导报	马融	完全缓解	马融应用蝉蜕散治疗小儿水肿病验案举隅	男	9岁	1天	初诊	发热后	0	1	1	0	0
中国中医药现代远程教育	郑健	完全缓解	郑健教授治疗小儿水肿的临床经验	女	4岁6月	1年	初诊	不详	0	1	0	0	0
中医药导报	黄清明	完全缓解	黄清明运用六经辨证治疗小儿水肿的经验	男	6岁	3年	初诊	不详	0	0	1	1	1
中医药导报	黄清明	完全缓解	黄清明运用六经辨证治疗小儿水肿的经验	男	6岁	3年	二诊	不详	0	0	0	1	1
天津中医药	张宗礼	部分缓解	张宗礼教授从脾论治小儿肾脏病的经验	女	9岁	3年	初诊	外感	0	1	0	0	1
江苏中医药	郭志	完全缓解	江苏治肾病综合征	男	2岁	1年	初诊	不详	0	1	0	0	0
中国中西医结合儿科学	丁樱	完全缓解	丁樱教授治疗儿童难治性肾病综合征经验探析	男	6岁	5月	初诊	不详	0	1	0	0	0
辽宁中医药大学学报	王雪峰	完全缓解	王雪峰教授治疗儿童难治性肾病经验解析	男	3岁	2年	初诊	不详	0	1	0	0	0
浙江中西医结合杂志	盛丽先	完全缓解	盛丽先治疗小儿反复发作肾病综合征临床经验		7岁9月	3年	初诊	无明显诱因	1	0	0	0	0
浙江中西医结合杂志	盛丽先	完全缓解	盛丽先治疗小儿反复发作肾病综合征临床经验		7岁9月	3年	二诊	不详	1	0	0	0	0
浙江中西医结合杂志	盛丽先	完全缓解	盛丽先治疗小儿反复发作肾病综合征临床经验		7岁9月	3年	三诊	不详	1	0	0	0	0
中国儿科杂志	丁樱	完全缓解	丁樱教授从素论治小儿肾病综合征经验	男	8岁	3年	初诊	不详	1	0	0	0	0
浙江中医药大学学报	盛丽先	完全缓解	盛丽先治疗儿童肾病综合征反复呼吸道感染经验探析	男	1岁	1年	初诊	外感	1	0	0	0	0
浙江中医药大学学报	盛丽先	完全缓解	盛丽先治疗儿童肾病综合征反复呼吸道感染经验探析	男	4岁	1年	二诊	外感	1	0	0	0	0
中医药临床杂志	刘春堂	完全缓解	刘春堂治疗儿童难治性肾病综合征思路探析	男	13岁	5年	初诊	不详	1	0	0	0	0
中国民族民间医药	邓伟	完全缓解	邓伟教授治疗难治性原发性肾病综合征临证经验				初诊	不详	0	1	0	0	0

图 3-9　儿童 PNS 数据录入

1. 症状的规范化　依据《中医诊断学》对症状统一规范，将组合症状拆分为单个症状，如舌苔厚腻，拆分为苔厚、苔腻。描述意义相同或相近的症状统一命名，如纳差、食少纳呆统一为纳呆。

2. 证候的规范化　参照《中医临床诊疗术语·证候部分》规范中医证候名称。将病机相同表述不同的证候统一命名，如将脾肾亏虚、脾肾不足、脾肾虚弱统一为脾肾两虚；脾肾阳虚、脾阳虚衰兼肾阳虚衰统一为脾肾阳虚。

3. 方剂的规范化　根据《中医方剂大辞典》《方剂学》对方剂名称统一规范。如将真武汤加减统一为真武汤；对两首以上的合方拆分后录入，如麻黄连翘赤小豆汤合五苓散加减，拆分为麻黄连翘赤小豆汤、五苓散。医案中的自拟方不计入统计。

4. 中药的规范化　参照《中华人民共和国药典》《中药学》规范中药名称。药物具有别名者，统一规范命名，如山萸肉、肉枣、蜀枣、蜀酸枣统一为山茱萸；将组合药物进行拆分，如焦三仙，分别录入山楂、六神曲、麦芽。

二、隐结构分析

使用孔明灯软件5.0（Lantern 5.0）版本对545例肾综医案数据分析，选择双步隐树分析中的LTM-EAST算法，设置累计信息覆盖度大于等于95%，分别得到症状、证型–治则–方剂、中药隐结构模型，结果如下。

1. 症状隐结构分析模型　在隐结构分析中，每个症状数据均为一个显变量，通过对118个症状显变量的隐结构分析，得到大模型如图3-10所示。图中Y表示隐变量，每个隐变量都代表了从某个侧面对患者人群的一个划分，分析得到30个隐变量，分别以Y0、Y1、Y2、Y3……Y29表示，隐变量括号里的数字表示隐类个数，每个隐变量均包含2个隐类，共计60个隐类。

隐结构模型中的30个隐变量均由症状显变量自动计算得出，是基于统计学原则对客观规律的揭示，隐结构模型能对一组症状出现与否进行划分，得出相应的证候，是中医辨证思想的智能化体现。图中变量之间连线的粗细表示互信息的大小，反映其关联程度的强弱，线条越粗，关联性越强。如与Y0关系密切的隐变量有Y2、Y4、Y15，与Y6关系密切的隐变量为Y10、Y5、Y7；与Y24关系密切的显变量为咳嗽、发热、脉浮，与Y3关系最密切的显变量为恶心，其次为呕吐，头晕的相关性最弱；Y3反映脾虚湿困证的主要表现，Y15反映肾虚证的主要表现，Y24反映外感风热证的主要表现，Y29反映脾肾阳虚证的主要表现，Y20反映虚火的主要表现等。

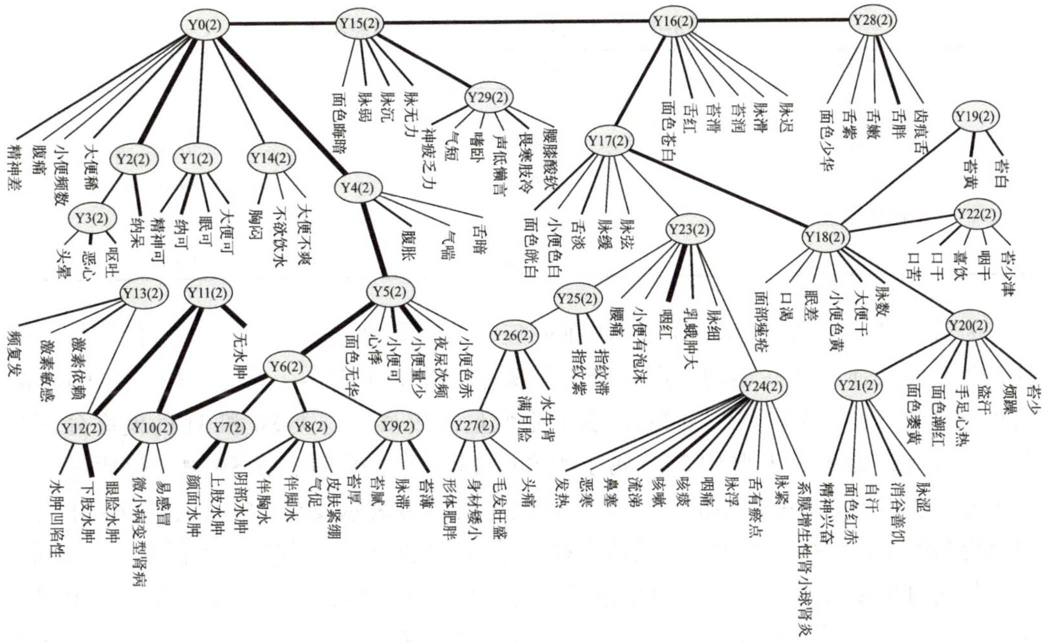

图 3-10　症状隐结构模型

　　下面以 Y29 为例详细讨论，Y29 有 2 个隐类，分别记为 Y29=S0，Y29=S1。为了进一步明确 Y29 的含义，需要比较隐类 Y29=S0，Y29=S1 有哪些差异，而隐类 S0、S1 的划分依据互信息曲线及类概率分布。信息曲线如图 3-11 所示，由两条线组成，在上的蓝线表示累计互信息曲线，在下的红线表示两两互信息曲线，左纵坐标表示互信息大小，以小数表示，右纵坐标表示信息覆盖度，以百分比表示。横坐标上的症状显变量按照与 Y29 两两互信息大小排序，相关性越大，在横坐标上位置越靠前。由图可知，神疲乏力与 Y29 关系最为密切，即隐类 S0、S1 在神疲乏力上的区别最大，其次是畏寒肢冷、气短、声低懒言、嗜卧。由表 3-1 可知，神疲乏力、畏寒肢冷、气短、声低懒言、嗜卧这 5 个症状显变量累计信息覆盖度已经达到 98%，而 Y29 的另一个显变量腰膝酸软只占 2%，不是描述 Y29 的必要信息，因此，可以认为 Y29 是基于神疲乏力、畏寒肢冷、气短、声低懒言、嗜卧这 5 个症状对肾综患儿所做的划分。

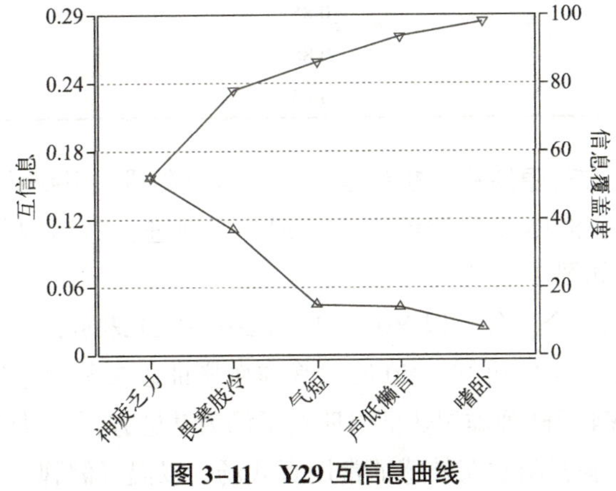

图 3-11　Y29 互信息曲线

表3-1　Y29两两互信息及累计信息覆盖度

显变量	两两互信息	累计信息覆盖度
神疲乏力	0.15	52%
畏寒肢冷	0.11	78%
气短	0.04	86%
声低懒言	0.04	94%
嗜卧	0.02	98%

为进一步了解 Y29=S0，Y29=S1 在神疲乏力、畏寒肢冷、气短、声低懒言、嗜卧 5 个方面具体有哪些不同，需要查看类概率分布表（表3-2、表3-3）。由表可知，Y29=S0（0.77）和 Y29=S1（0.23），表示隐变量 Y29 属于隐类 S0 和 S1 的概率分别为 77% 和 23%，即患者人群中 77% 属于类 S0，23% 属于类 S1。在 S0 中，神疲乏力等这 5 种症状出现的概率都很低（S1 表示有该症状，S0 表示没有该症状），而在 S1 人群中出现的概率均较高，因此，我们认为神疲乏力、畏寒肢冷、气短、声低懒言、嗜卧 5 个症状同时出现对应 S1，不同时出现则对应 S0。而在中医学中，5 个症状同时出现对应气虚、阳虚，所以 Y29=S0，Y29=S1 分别显示了有无气虚、阳虚的特点，可以认为 Y29 为将肾综患儿分为有无气虚、阳虚两类提供了客观依据。

表3-2　隐变量Y29=S0的概率分布（先验概率0.77）

显变量	S0	S1
神疲乏力	0.86	0.14
畏寒肢冷	0.98	0.02
气短	1	0
声低懒言	1	0
嗜卧	1	0

表3-3　隐变量Y29=S1的概率分布（先验概率0.23）

显变量	S0	S1
神疲乏力	0.25	0.75
畏寒肢冷	0.61	0.39
气短	0.85	0.15
声低懒言	0.88	0.12
嗜卧	0.93	0.07

2. 证型 - 治则 - 方剂隐结构分析模型　通过数据处理，共纳入高频证型 23 种，高频治则 22 类，高频方剂 15 条，对证型、治则、方剂进行隐结构分析，得到证型 - 治则 - 方剂隐结构模型如图 3-12 所示。

分析得到隐变量 22 个，分别以 Y0、Y1、Y2……Y21 表示，每个隐变量均包含 2 个隐类，共计 44 个隐类。由图可知，Y0 反映脾虚血瘀证以参苓白术散为基础方，治以健脾益气、活血化瘀；Y4 反映脾虚湿热证以四君子汤为基础方，治以健脾益气、清热利湿；Y5 反映脾肾阳虚证、脾肾阳虚兼外感证常用真武汤，以温肾健脾、通阳利水为治则，脾图中节点标签（由上至下、由左至右）：

Y0(2) 脾虚血瘀证
Y1(2) 实脾饮 / 滋补肝肾 / 肝肾阴虚证
Y2(2) 参苓白术散 / 益气养阴，活血化瘀 / 气阴两虚夹瘀证
Y3(2) 气血瘀湿郁滞证 / 解郁祛湿 / 阴阳双补 / 阴阳两虚证
Y4(2) 健脾湿热证 / 四君子汤 / 清热利湿
Y21(2) 实脾饮
Y13(2) 防己黄芪汤 / 阳虚水泛证 / 温阳利水
Y16(2) 肾阴虚证 / 滋补肾阴 / 六味地黄丸
Y17(2) 益气养阴 / 五味消毒饮 / 参芪地黄汤 / 气阴两虚兼湿热证 / 清热利湿
Y5(2)（中心节点）
Y6(2) 脾肾两虚证
Y7(2) 银翘散 / 风热外袭证 / 疏风清热，宣肺利水
Y8(2) 健脾湿热证 / 脾虚湿困证 / 六君子汤 / 渗湿利水，宣肺利水
Y9(2) 五皮饮 / 胃苓汤
Y10(2) 清热利湿 / 湿热内困证
Y11(2) 滋阴降火 / 阴虚火旺证
Y12(2) 气阴两虚证 / 补益气阴 / 脾肾阳虚兼外感 / 温肾健脾，通阳利水
Y20(2) 真武汤 / 肺脾气虚证 / 玉屏风散 / 健脾益气，宣肺利水
Y14(2) 健脾补肾 / 脾肾两虚兼湿热证
Y15(2) 玉屏散 / 风水相搏证 / 清热利湿 / 疏风解表，利水消肿
Y18(2) 麻黄连翘赤小豆汤 / 肺脾气虚兼外感证 / 疏风解表，利水消肿
Y19(2) 益气补肾 / 脾虚血瘀证 / 健脾益气，疏风清热 / 活血化瘀

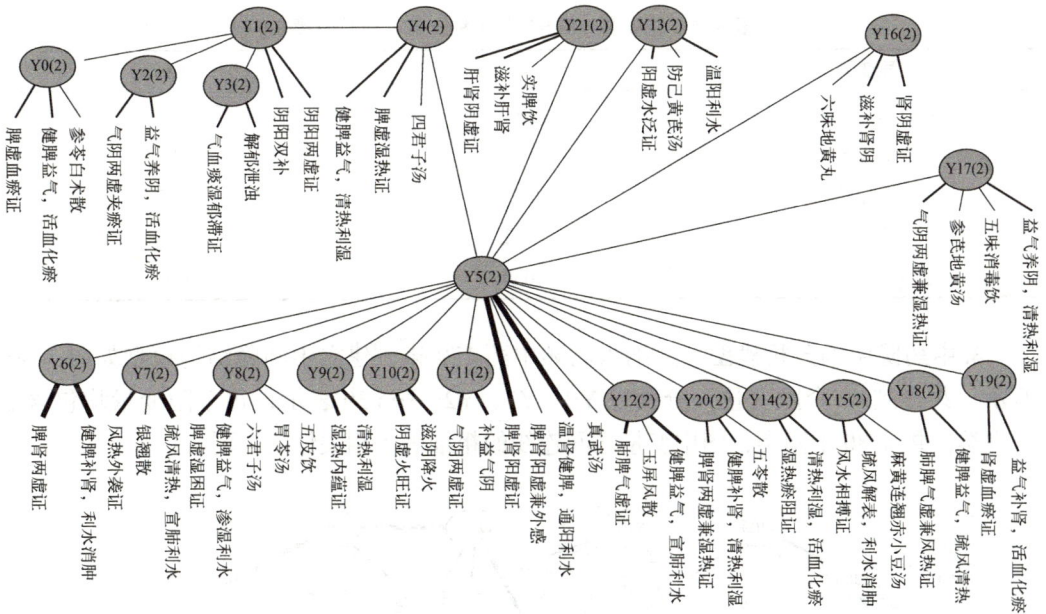

图3-12　证型-治则-方剂隐结构模型图

肾阳虚证与温肾健脾、通阳利水线条最粗，说明二者相关性最大；Y7 反映风热外袭证常用银翘散，治以疏风清热、宣肺利水；Y8 反映脾虚湿困证治以健脾益气、渗湿利水，常用方剂有六君子汤、胃苓汤及五皮饮；Y12 反映肺脾气虚证以健脾益气、宣肺利水为治则，常用屏风散；Y13 反映阳虚水泛证治以温阳利水，常用防己黄芪汤；Y15 反映风水相搏证治以疏风解表、利水消肿，常用麻黄连翘赤小豆汤；Y16 反映肾阴虚证以滋补肾阴，常用六味地黄丸；Y17 反映气阴两虚兼湿热证治以益气养阴、清热利湿，常用参芪地黄汤及五味消毒饮；Y20 反映脾肾两虚兼湿热证治以健脾补肾、清热利湿，常用五苓散；Y21 反映肝肾阴虚证治以滋补肝肾、常用实脾饮。其余 10 个隐变量下均未有对应方剂，因纳入方剂均为频次大于5的高频数据，各家自拟经验方未计入分析。

以隐变量 Y8 为例进一步分析隐变量与各显变量的关系（见表3-4、表3-5），Y8 包含 2 个隐类，隐类 S0 占人群总数的 93%，隐类 S1 占人群总数的 7%，在隐类 S0 中，各显变量出现的概率均很低，甚至为 0，在隐类 S1 中，所有脾虚湿困证对应的治则均为健脾益气、渗湿利水，最常用的方剂为五皮饮（出现概率 0.17），其次是胃苓汤，六君子汤使用的概率较低（出现概率 0.1）。

表3-4　隐变量Y8=S0的概率分布（先验概率0.93）

显变量	S0	S1
健脾益气、渗湿利水	1	0
脾虚湿困证	1	0
胃苓汤	1	0
五皮饮	0.98	0.02
六君子汤	0.99	0.01

表3–5　隐变量Y8=S1的概率分布（先验概率0.07）

显变量	S0	S1
健脾益气、渗湿利水	0	1
脾虚湿困证	0	1
胃苓汤	0.85	0.15
五皮饮	0.82	0.17
六君子汤	0.9	0.1

3. 中药隐结构分析模型　共纳入高频中药179味，建立中药隐结构模型如图3–13所示。共得到40个隐变量，分别以 Y0、Y1、Y2……Y39 表示，每个隐变量均包含2个隐类，共计80个隐类，图中变量之间连线的粗细表示相关性的强弱。

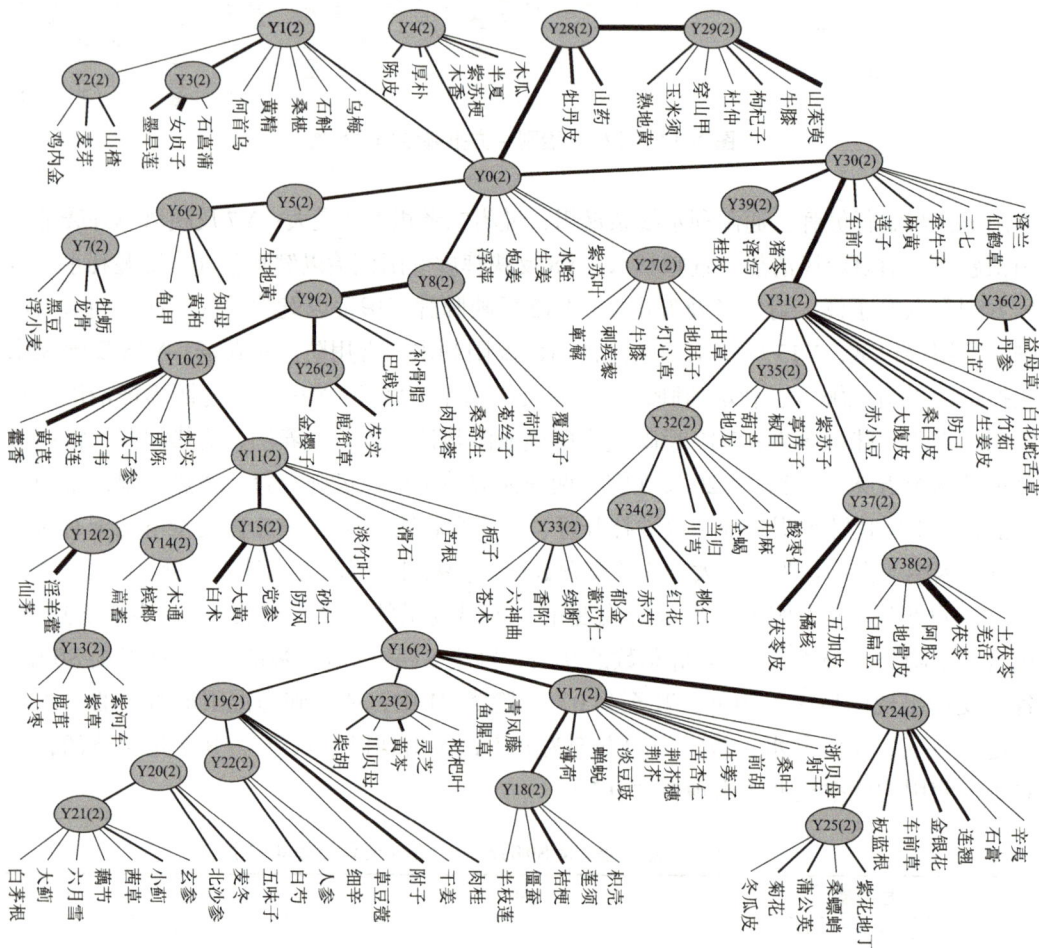

图3–13　中药隐结构模型图

通过对中药的隐结构分析，可以将不同中药按概率同现的方式聚类，得到临床常用的一组药物，如分析得到的二联中药有4种，三联中药有11种，临床中常作为组合药物出现；亦可以得到某一证候常用的中药组成，如 Y24 包含的显变量有连翘、金银花、辛夷、石膏、板蓝根、车前草，有疏风解表之效，反映了风热证的治法；Y25 包含的显变量为紫花地丁、蒲公英、菊花、桑螵蛸、冬瓜皮，反映了标证中热毒证的治法，也体现了五味消毒饮的组成。

以隐变量 Y2 为例进一步分析，Y2 对应显变量的概率分布见表 3-6、表 3-7。Y2 两个隐类 S0、S1 的概率分别为 93%、7%，隐类 S0 中麦芽、山楂、鸡内金的使用概率均很低，麦芽甚至为 0，隐类 S1 中使用概率均较高，而麦芽、山楂、鸡内金的共同功效为消食健脾，说明在隐类 S1 中的患儿出现了脾虚不运的情况，可以认为，隐变量 Y2 是基于有无脾虚不运对人群所做的划分，有脾虚不运的患儿占总人群的 7%。

表 3-6　隐变量 Y2=S0 的概率分布（先验概率 0.93）

显变量	S0	S1
麦芽	1	0
山楂	0.98	0.02
鸡内金	0.97	0.03

表 3-7　隐变量 Y2=S1 的概率分布（先验概率 0.07）

显变量	S0	S1
麦芽	0.32	0.68
山楂	0.44	0.56
鸡内金	0.71	0.29

三、综合聚类

隐结构症状大模型图揭示了不同症状同时出现的规律，通过对一组出现率高的症状划分，反映了疾病的某个侧面，但在其分析结果中，往往是多个隐变量体现了同一证候的不同侧面，如 Y3、Y9、Y14 均与脾虚湿困有关，Y3 侧重于湿邪影响上焦，Y14 侧重于湿邪影响下焦，Y9 侧重于舌脉表现（见图 3-10）。为了综合考虑不同信息的影响，得到对某一证型的全面解释，需要对症状进一步综合聚类分析，为证候鉴别提供恰当的依据。

在综合聚类之前，首先需要根据大模型和中医相关的知识，分别对不同证型提供相关症状名称，将描述同一证型的隐变量及相关显变量从大模型中取出，通过引入新变量 Z，与不同的症状变量连接，得到最后的综合聚类模型。对所有证型与隐变量的关系解释如下：

1. 脾肾阳虚证　Y12（下肢水肿、水肿呈凹陷性）、Y17（面色㿠白、舌淡）、Y29（神疲乏力、畏寒肢冷、腰膝酸软）、Y2（纳呆）、Y0（大便稀）、Y28（舌胖）、Y15（脉沉、脉无力）、Y16（脉迟）。

2. 脾肾两虚证　Y5（面色无华）、Y28（面色少华）、Y2（纳呆）、Y29（神疲乏力、腰膝酸软）、Y0（大便稀）、Y17（舌淡）、Y19（苔白）、Y15（脉沉）、Y23（脉细）。

3. 风热外袭证 Y24（发热、恶寒、咳嗽、咳痰、鼻塞、流涕、咽痛、脉浮）、Y23（咽红、乳蛾肿大）、Y16（舌红）、Y19（苔黄）。

4. 脾虚湿困证 Y20（面色萎黄）、Y29（神疲乏力）、Y2（纳呆）、Y3（恶心、呕吐、头晕）、Y4（腹胀）、Y0（大便稀）、Y28（齿痕舌、舌胖）、Y19（苔白）、Y9（苔腻）、Y17（舌淡、脉缓）。

5. 湿热内蕴证 Y22（口苦）、Y18（小便色黄、大便干、脉数）、Y14（大便不爽）、Y16（舌红、脉滑）、Y19（苔黄）、Y9（苔腻）。

6. 阴虚火旺证 Y20（面色潮红、手足心热、烦躁、苔少）、Y21（消谷善饥、精神兴奋）、Y22（口干）、Y16（舌红）、Y18（脉数、眠差）、Y23（脉细）。

7. 气阴两虚证 Y29(神疲乏力)、Y21(自汗)、Y20(盗汗、手足心热、苔少)、Y22(口干)、Y16（舌红）、Y23（脉细）、Y18（大便干、脉数）。

8. 肺脾气虚证 Y20（面色萎黄）、Y29（神疲乏力、声低懒言、气短）、Y21（自汗）、Y10（易感冒）、Y2（纳呆）、Y14（胸闷）、Y17（舌淡）、Y19（苔白）。

9. 湿热瘀阻证 Y22（口苦）、Y23（咽红）、Y18（小便色黄、大便干、脉数）、Y14（大便不爽）、Y4（舌暗）、Y24（舌有瘀点）、Y19（苔黄）、Y9（苔腻）。

10. 阳虚水泛证 Y12（水肿呈凹陷性）、Y18（面色㿠白）、Y29（畏寒肢冷）、Y8（气促）、Y5（心悸、小便量少）、Y16（苔润、苔滑、脉迟）、Y15（脉沉）。

11. 风水相搏证 Y17（颜面水肿、上肢水肿）、Y10（眼睑水肿）、Y8（皮肤紧绷）、Y24（发热、咳嗽、脉浮、脉紧）、Y4（气喘）、Y5（小便量少）、Y9（苔薄）。

12. 脾肾两虚兼湿热证 Y29（神疲乏力、腰膝酸软）、Y2（纳呆）、Y18（小便色黄、大便干）、Y14（大便不爽）、Y17（舌淡）、Y19（苔黄）、Y9（苔腻）、Y15（脉沉）。

13. 气阴两虚兼湿热证 Y29（神疲乏力）、Y21（自汗）、Y20（盗汗、手足心热）、Y23（咽红）、Y17（舌淡）、Y16（舌红）、Y19（苔黄）、Y9（苔腻）、Y23（脉细）、Y15（脉弱）。

14. 肾阴虚证 Y29（腰膝酸软）、Y20（面色潮红、手足心热、苔少）、Y27（头痛）、Y18（眠差）、Y16（舌红）、Y15（脉沉）、Y23（脉细）。

15. 肺脾气虚兼风热证 Y10（易感冒）、Y29（神疲乏力）、Y24（咳嗽、咳痰、鼻塞、流涕、脉浮）、Y17（舌淡）、Y16（舌红）、Y23（脉细）。

16. 肝肾阴虚证 Y20（面色潮红、盗汗、苔少）、Y22（口干）、Y18（口渴）、Y27（头痛）、Y3（头晕）、Y16（舌红）、Y23（脉细）、Y17（脉弦）。

17. 肾虚血瘀证 Y15（面色晦暗）、Y28（面色少华）、Y29（腰膝酸软、嗜卧）、Y5（夜尿次频）、Y24（舌有瘀点）、Y4（舌暗）、Y28（舌紫）、Y15（脉沉、脉无力）、Y21（脉涩）。

18. 脾虚血瘀证 Y15（面色晦暗）、Y28（面色少华、舌胖、舌紫）、Y29（神疲乏力）、Y2（纳呆）、Y4（舌暗）、Y24（舌有瘀点）、Y21（脉涩）、Y17（脉缓）。

19. 脾肾阳虚兼外感 Y16（面色苍白）、Y18（面色㿠白）、Y29（畏寒肢冷、神疲乏力）、Y24（发热、恶寒、咳嗽、鼻塞、流涕、咽痛、脉浮）。

20. 气阴两虚夹瘀证 Y10（易感冒）、Y20（手足心热、盗汗）、Y21（自汗、脉涩）、

Y23（咽红）、Y17（舌淡）、Y4（舌暗）、Y24（舌有瘀点）、Y19（苔白）。

21. 脾虚湿热证 Y29（神疲乏力）、Y2（纳呆）、Y18（小便色黄、脉数）、Y14（大便不爽）、Y17（舌淡）、Y16（舌红）、Y19（苔黄）、Y9（苔腻、脉濡）。

22. 气血痰湿郁滞证 Y28（面色少华）、Y27（形体肥胖）、Y21（自汗）、Y3（头晕）、Y14（胸闷）、Y2（纳呆）、Y17（舌淡）、Y4（舌暗、腹胀）、Y9（苔腻）。

23. 阴阳两虚证 Y29（神疲乏力、嗜卧、畏寒肢冷、声低懒言）、Y3（头晕）、Y17（舌淡）、Y9（苔薄）、Y19（苔白）、Y15（脉弱）。

引入新变量 Z，设置信息覆盖度为 95%，通过综合聚类，得到频次最高的前 10 个证型综合聚类模型，通过分析 Z 的取值个数（括号后的数值），结合信息曲线和概率分布表，得出最后的综合聚类结果。

脾肾阳虚证的综合聚类模型如图 3-14 所示，通过引入新变量 Z1，将脾肾阳虚证与不同的症状变量连接。综合分析可知 Z1 将患儿人群分为 2 类，分别为 Z1=S0 和 Z1=S1，其中 Z1=S0 这类患者占总人群的 60%，Z1=S1 占总人群的 40%。两种隐类的划分依据为信息曲线（图 3-15）和概率分布表（表 3-8、表 3-9）。S0、S1 在大便稀上的差异最大，大便稀、纳呆、脉沉、神疲乏力、舌淡、脉无力、面色㿠白、下肢水肿、舌胖这 9 个显变量的累计信息覆盖度已达 95%，可以此为依据将两类人群区分开，Z1=S1 中各症状出现的概率较高，认为有脾肾阳虚的表现，反之 Z1=S0 人群则无脾肾阳虚的表现。

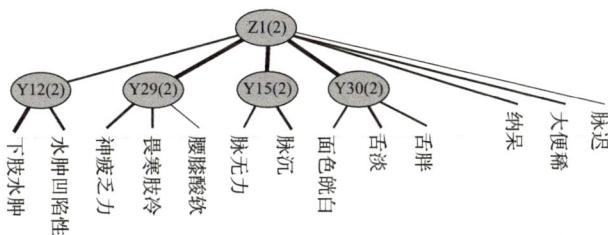

图 3-14 脾肾阳虚证综合聚类模型

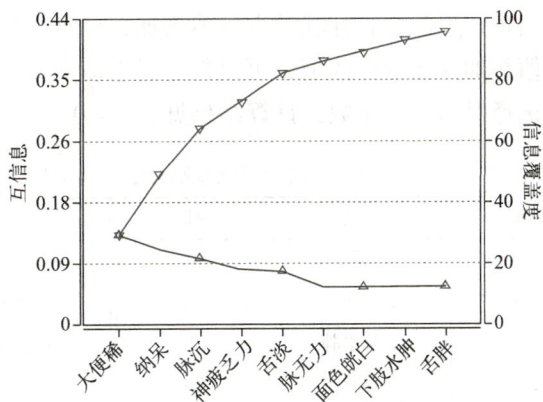

图 3-15 脾肾阳虚证综合聚类信息曲线

表3-8　隐变量Z1=S0的概率分布（先验概率0.6）

显变量	S0	S1
大便稀	0.98	0.02
纳呆	0.8	0.2
脉沉	0.9	0.1
神疲乏力	0.87	0.13
舌淡	0.73	0.27
脉无力	0.99	0.01
面色㿠白	0.96	0.04
下肢水肿	0.57	0.43
舌胖	0.97	0.03

表3-9　隐变量Z1=S1的概率分布（先验概率0.4）

显变量	S0	S1
大便稀	0.6	0.4
纳呆	0.34	0.66
脉沉	0.51	0.49
神疲乏力	0.5	0.5
舌淡	0.33	0.67
脉无力	0.81	0.19
面色㿠白	0.74	0.26
下肢水肿	0.24	0.76
舌胖	0.75	0.25

四、辨证规则的建立

通过综合聚类得到了高频证型中症状的统计学特性，为了更好地判断患儿属于哪一种证型，第三步需要建立辨证规则。通过辨证规则得到每个证型的阈值，并赋予每个症状一个分值，当患者出现该症状，将症状数据分值累加，计算总和与阈值相比，来判断是否属于该证型，分值相加大于等于阈值，可以判定属于该证型，反之则不属于。为了确保计算精度，我们选择保留一位小数，计算结果见表3-10。

表3-10　脾肾阳虚证辨证规则分值（阈值8.2）

症状	分值	症状	分值	症状	分值
大便稀	5	脉无力	4.6	水肿凹陷性	2
纳呆	2.9	面色㿠白	3.2	脉迟	14
脉沉	3.1	下肢水肿	2	腰膝酸软	1.5
神疲乏力	2.7	舌胖	3.3		
舌淡	2.4	畏寒肢冷	3.3		

以表 3–10 为例，将患儿出现的临床症状与辨证规则得到的常见症状对比，若出现大便稀（5）、纳呆（2.9）、脉沉（3.1）、面色㿠白（3.2）、畏寒肢冷（3.3）的症状，以症状分值相加与脾肾阳虚证阈值（8.2）相比，症状分值相加为 17.5，大于 8.2，则判断患儿属于脾肾阳虚证，反之则不属于。

【复习思考题】

1. 请简述聚类分析的步骤。
2. 请简述 DBSCAN 算法的三种情况。
3. 结合本章节案例，请简述隐结构分析的过程。

第四章 深度学习在中医药中的应用 ▷▷▷▷

深度学习（deep learning，DL），来源于人类大脑的工作方式，是利用深度神经网络来解决特征表达的一种学习过程。其概念源于神经网络，可理解为包含多个隐含层的神经网络结构。为了提高深层神经网络的训练效果，人们在神经元的连接方法及激活函数等方面作出了调整。其目的在于建立、模拟人脑进行分析学习的神经网络，模仿人脑的分析机制来解释数据，如文本、图像、声音等。

第一节 深度学习

一、深度学习的特点

传统的机器学习，使用手写特征提取和模态特定的机器学习算法来处理问题。然而，这种方法在解决时间和精度上存在缺陷。当今先进的深度神经网络使用深度学习算法，依托大数据和 GPU 的计算能力来改变这种局限。机器现在能够以快速、精确和规模的方式进行学习，这正在推动真正的人工智能和人工智能计算。深度学习发展至今，主要有以下特点：

1. 分布式特征表示 深度学习的概念源于人工神经网络的研究。深度学习通过组合低层特征形成更加抽象的高层表示属性类别或特征，以发现数据的有效表示。浅层网络提取的特征（浅层特征）和输入的数据相似，包含更多的像素点的空间信息，如颜色、纹理、边缘等细粒度信息，空间信息的特征分辨率比较高。这种使用相对较短、稠密的向量表示叫做分布式特征表示。深层网络提取的特征（深层特征）离输出较近，包含更多像素点抽象的语义信息，如某一目标具体部位的粗粒度信息，语义信息的特征分辨率比较低。浅层特征和深层特征中稠密的向量表示称为分布式特征表示。

2. 自动特征工程 特征是任何对预测有用的信息。特征工程是指将特征设计为用于机器学习的合适格式的一组任务。特征工程的过程是对数据进行重新处理和设计，以促进任务的实施。传统的机器学习需要对数据进行手动设计特征来实现特征工程。但数据量越大，计算成本越高。所以，这是一个昂贵且耗时的过程。深度学习不需要手动特征工程，它配备了自动特征工程。它将数据转换为中间表示，消除了特征工程的必要性。

3. 抽象 "抽象"的概念来源于大脑的功能。"抽象"没有明确的定义，可以理解为计算机在每个隐藏层获得的特征分布。隐藏层数越多，抽象层次越大。深度学习就是通过组合低层特征形成更加抽象的高层特征，最终达到好的效果。

4. 大数据　深度学习需要大量的数据（如图像、视频等）来配合复杂的网络。在各个行业和各个研究领域飞速发展的今天，各种数据体量暴增，这也是深度学习从 2012 年开始飞速发展的一个重要原因。基于海量数据及其标签情况，深度学习可以实现高性能的有监督、弱监督和无监督学习算法。

5. 过度配合　由于深度学习模型通常较为复杂，当用小数据集进行训练时，算法通常会发生过拟合。尽管深度学习实现了自动特征工程，但过拟合依然是制约算法性能的重要因素。所以，有效解决过拟合问题也成为深度学习算法的一个重要方向，正则化和 dropout 有助于模型优化，从而减少过拟合。

6. 计算代价高和训练时间长　由于有很多超参数（隐藏层，隐藏单元等）要调整，因此深度学习需要很长时间来计算。深度神经网络是相对统一的结构，使得在网络的每一层，人造神经元执行几乎相同的计算。深度学习需要大规模的并行计算，并行计算这个要求往往是通过 GPU 的应用来实现的，传统的低并行性和低时钟速度的 CPU 在经济上是不可行的。所以，计算机硬件（GPU）的发展也是深度学习从 2012 年开始飞速发展的另一个重要因素。

7. 理论基础较弱　深度学习模拟人的思维方式，高效地自动提取实体中的特征，其学习和决策过程被称为"黑匣子"，可解释性弱，缺少理论知识的支撑。目前随着这一领域的深入研究，其理论基础正在逐步增强。

二、深度学习的应用领域

随着人工智能理论的深入研究，相关技术的飞速发展，深度学习在各领域都得到了广泛应用。从研究角度分析，深度学习在计算机视觉、自然语言处理、语言识别等领域得到深入研究；从行业角度分析，其在医学影像、自动驾驶、机器翻译等领域被广泛应用。

（一）研究角度

1. 计算机视觉（computer vision，CV）　是人工智能的一个重要应用领域，是指让计算机和系统能够从图像、视频和其他视觉输入中获取有意义的信息，并根据该信息采取行动或提供建议。目前主要有以下三个方面的研究。

（1）图像分类　图像分类任务主要的目的是判断一张图片的主要类别。图像分类是计算机视觉中最基础的应用。

（2）目标检测　目标检测任务是给定一张图像或是一个视频帧，让计算机定位出这个目标的位置并给出目标的类别，即输出目标的边框（bounding box）及标签。

（3）目标分割　目标分割是检测到图像中的所有目标，分为语义分割（semantic-level）和实例分割（instance-level），解决"每一个像素属于哪个目标物或场景"的问题，属于像素级的分类，需要给出属于每一类的所有像素点，而不是矩形框。图像语义是指对图像内容的理解，语义分割就是需要区分到图中每一个像素点，但是同一物体的不同实例不需要单独分割出来；实例分割是目标检测和语义分割的结合。相对目标检测的边界框，实例分割可精确到物体的边缘。

2. 自然语言处理（natural language processing，NLP）　是人工智能和语言学领域的分支学科，是指让计算机和系统能够从文本和语音信号输入中获取有意义的信息，理解人类语言，并作出决策。目前主要有以下三类应用。

（1）文本分类（text classification 或 text categorization，TC）　也称为自动文本分类（automatic text　categorization），是指计算机将载有信息的一篇文本映射到预先给定的某一类别或某几类别主题的过程。如新闻主题分类、文章分类、情感分析、舆情分析、邮件过滤等。

（2）序列标注　序列标注是指给定一个输入序列，使用模型对这个序列的每一个位置标注一个相应的标签，是一个序列到序列的过程。序列标注的涵盖范围非常广，可以解决一系列对字符进行分类的问题，如分词、词性标注、命名实体识别、关系抽取等。

（3）生成式任务　生成式任务是指根据一段文本，生成另一段文本，如百度、谷歌机器翻译，论文摘要自动生成等。

3. 语音识别　语音识别最简单的就是语音变成文字，如微信语音自动转文字功能、视频网站自动翻译文本功能、商业上的同声传译功能、苹果的 siri 助手等，已有广泛的应用。

（二）行业角度

1. 医疗影像　医学成像领域中，深度学习对图像重组、病变分割、计算机辅助检测和计算机辅助诊断等方面都产生了积极影响。其在多种医学影像技术中被应用，如磁共振成像（MRI）、正电子发射计算机断层显像（PET）到 MRI 图像之间的交叉模态转换、肺 CT 图像分析、低剂量 CT 降噪等。

2. 自动驾驶　驾驶员认知靠大脑，无人驾驶汽车的"大脑"则是计算机。深度学习是无人驾驶技术成功的基础，其应用提高了汽车识别道路、行人、障碍物等的时间效率，并保障了识别的正确率。通过大量数据的训练之后，汽车可以将收集到的图形，电磁波等信息转换为可用的数据，借助深度学习算法实现无人驾驶。

3. 机器翻译　信息时代推动了机器翻译的发展，但也为机器翻译的质量提出了更高的要求，虽然机器翻译模型在不断向前发展，但是却遇到了像漏译、数据稀疏、常识错误、语篇翻译不佳等瓶颈问题。深度学习中编码解码结构设计的诞生，不仅缓解了神经机器翻译的网络框架选择问题，还使翻译过程无须依赖隐藏结构；配合注意力机制的引用，使神经机器翻译的译文实用性极高。

第二节　卷积神经网络

一、卷积神经网络简介

卷积神经网络（convolutional neural networks，CNN）是一种前馈神经网络，是专

门用来处理类似网格结构的数据的神经网络。例如时间序列数据（可以认为是在时间轴上有规律地采样形式的一种网格）和图像数据（可以认为是二维的像素网格）。卷积神经网络是受生物学上感受野（receptive field）的机制启发而提出的。感受野主要是指听觉系统、本体感觉系统和视觉系统中神经元的一些性质。比如在视觉神经系统中，一个神经元的感受野是指视网膜上的特定区域，只有这个区域内的刺激才能够激活该神经元。

传统的全连接神经网络（通常指人工神经网络）在处理大尺寸图像时存在 3 个主要问题：①传统的全连接神经网络将图像空间变换成一维向量容易丢失空间信息；②传统的全连接神经网络参数量很大，导致模型训练效率低；③传统的全连接神经参数量很大，这将导致网络过拟合。

卷积神经网络在理论上很好地解决了上述问题。与常规神经网络不同，卷积神经网络的各层中的神经元是三维排列的：宽度、高度和深度。其中的宽度和高度是很好理解的，因为本身卷积就是一个二维模板，但是卷积神经网络中的深度指的是激活数据体的第三个维度，而不是整个网络的深度，整个网络的深度指的是网络的层数。举个例子来理解什么是宽度、高度和深度，假如使用 CIFAR-10 数据集中的图像作为卷积神经网络的输入，该输入数据体的维度是 $32 \times 32 \times 3$（宽度、高度和深度）。CIFAR-10 数据集是计算机视觉领域的一个经典数据集，由 Alex Krizhevsky 等人创建，包含 6 万张彩色图像，其中 5 万张训练图、1 万张测试图。我们将看到，层中的神经元将只与前一层中的一小块区域连接，而不是采取全连接方式。对于用来分类 CIFAR-10 数据集中的图像的卷积网络，其最后的输出层的维度是 $1 \times 1 \times 10$（总共 10 个类别），因为在卷积神经网络结构的最后部分将会把全尺寸的图像压缩为包含分类评分的一个向量，向量是在深度方向排列的，具体如图 4-3 所示。

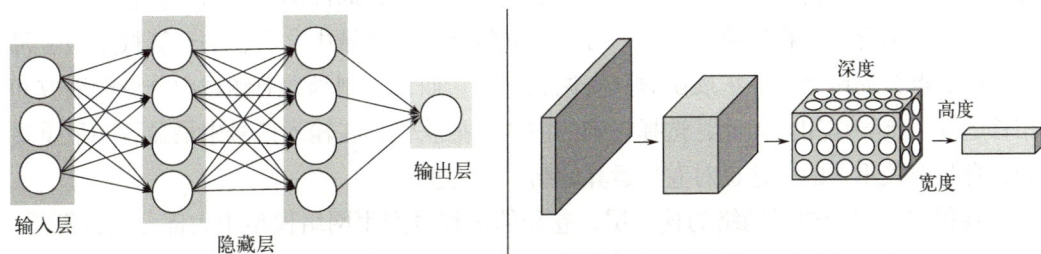

图 4-1 全连接神经网络与卷积神经网络的对比

图 4-1 中左侧是一个 3 层的神经网络；右侧是一个卷积神经网络，将它的神经元在 3 个维度（宽、高和深度）进行排列。卷积神经网络的每一层都将 3D 的输入数据变化为神经元 3D 的激活数据并输出。

二、卷积神经网络的结构

CNN 被用于图像识别、语音识别等各种领域，在图像识别的竞赛中，基于深度学习的方法几乎都以 CNN 为基础。

一个标准的卷积神经网络架构主要由输入层、卷积层、ReLU 层（激活函数层）、池化层、全连接层和输出层等核心层构成。通过将这些层叠加起来，就可以构建一个完整的卷积神经网络。在实际应用中将卷积层与 ReLU 层共同称为卷积层，所以卷积层经过卷积操作也要经过激活函数。具体说来，卷积层和全连接层对输入执行变换操作的时候，不仅会用到激活函数，还会用到很多参数，即神经元的权值 w 和偏差 b；而 ReLU 层和池化层则是进行一个固定不变的函数操作。卷积层和全连接层中的参数会随着梯度下降被训练，这样卷积神经网络计算出的分类评分就能和训练集中的每个图像的标签相对应。如图 4-2 所示是一个 CNN 的例子，其中层的连接顺序是"Convolution-ReLU-Pooling"，靠近输出的层中使用了"FC-ReLU"组合（FC 为全连接层），最后的输出层中使用了"FC-Softmax"组合。

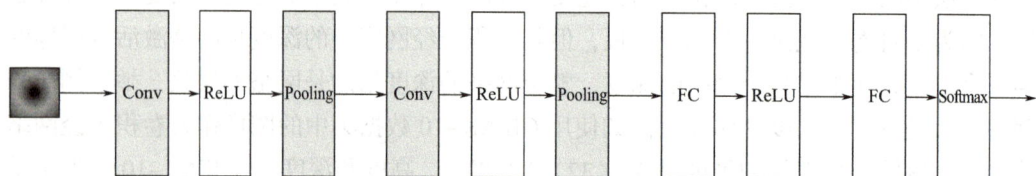

图 4-2　基于 CNN 网络的例子

接下来是对卷积层、池化层、全连接层的详细介绍。

（一）卷积层

"卷积网络"一词表明该网络使用了卷积这种数学运算。卷积是一种具有线性的，移位不变性的运算机制，其核心机制是对输入的信号进行局部的加权组合。根据所获得的运算权重组合，卷积反映了输入信号的不同特性。在频域中，卷积的运算权重组合可以理解成点扩展函数，点扩展函数具有调制作用。而该调制函数对频域中分量的缩放和相移起到了指导作用。因此，选择正确的内核以捕获包含在输入信号中最显著和最重要的信息是至关重要的，这也对卷积运算的结果至为重要。

卷积层是卷积神经网络的核心层，卷积的过程也产生网络模型中大部分的计算量。下面将从卷积层的计算、作用、感受野等方面系统阐述卷积层。

1. 卷积层的计算　卷积层进行的处理就是卷积运算。卷积运算相当于图像处理中的"滤波器运算"。滤波器有的文献也叫卷积核。在传统图像处理中一般叫滤波器，而在深度学习中叫卷积核。

图 4-3 中展示了卷积运算的计算顺序。对于输入数据，卷积运算以一定间隔滑动滤波器的窗口并应用。这里所说的窗口是指图中灰色的 3×3 的部分。如图 4-3 所示，将各个位置上滤波器的元素和输入的对应元素相乘，然后再求和（有时将这个计算称为乘积累加运算）。然后，将这个结果保存到输出的对应位置。将这个过程在所有位置都进行一遍，就可以得到卷积运算的输出。

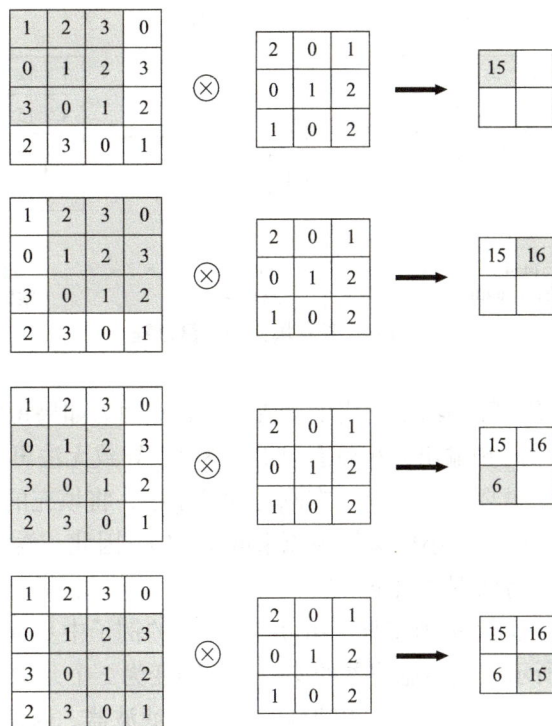

图 4-3　卷积的运算

在全连接的神经网络中，除了权重参数，还存在偏置。CNN 中，滤波器的参数就对应之前的权重。并且，CNN 中也存在偏置。包含偏置的卷积运算的处理流如图 4-4 所示，向应用了滤波器的数据加上了偏置。偏置通常只有 1 个，这个值会被加到应用了滤波器的所有元素上：

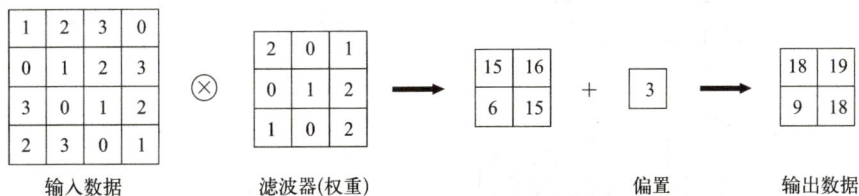

图 4-4　卷积运算的偏置

在进行卷积层的处理之前，有时要向输入数据的周围填入固定的数据（比如 0 等），这称为填充（padding），是卷积运算中经常会用到的处理。如图 4-5 所示，通过填充，大小为（4,4）的输入数据变成了（6,6）的形状。然后，应用大小为（3,3）的滤波器，生成了大小为（4,4）的输出数据。这个例子中将填充设成了 1，不过填充的值也可以设置成 2、3 等任意的整数。如果将填充设为 2，则输入数据的大小变为（8,8）；如果将填充设为 3，则大小变为（10,10）。

使用填充主要是为了调整输出的大小。比如，对大小为（4,4）的输入数据应用（3,3）的滤波器时，输出大小变为（2,2），相当于输出大小比输入大小缩小了两个元素。

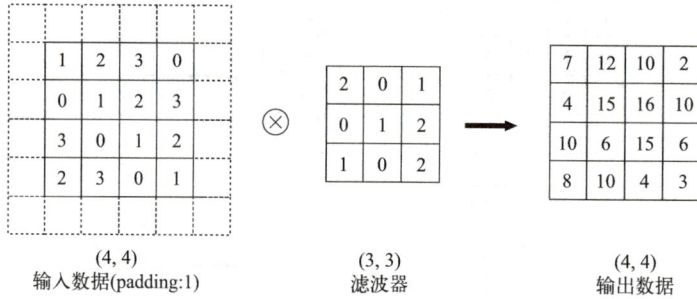

(4, 4)　　　　　　　　(3, 3)　　　　　　　(4, 4)
输入数据(padding:1)　　　滤波器　　　　　　输出数据

图4-5　卷积填充的计算过程

这在反复进行多次卷积运算的深度网络中会成为问题。因为如果每次进行卷积运算都会缩小空间，那么在某个时刻输出大小就有可能变为1，导致无法再应用卷积运算。为了避免出现这样的情况，就要使用填充。在刚才的例子中，将填充的幅度设为1，那么相对于输入大小（4,4），输出大小也保持为原来的（4,4）。因此，卷积运算就可以在保持空间大小不变的情况下将数据传给下一层。

应用滤波器的位置间隔称为步长（stride）。之前的例子中步幅都是1，如果将步幅设为2，则如图4-6所示，应用滤波器的窗口的间隔变为2个元素。在图4-6所示的例子中，对输入大小为（7,7）的数据，以步幅2应用了滤波器。通过将步幅设为2，输出大小变为（3,3）。像这样，步幅可以指定应用滤波器的间隔。

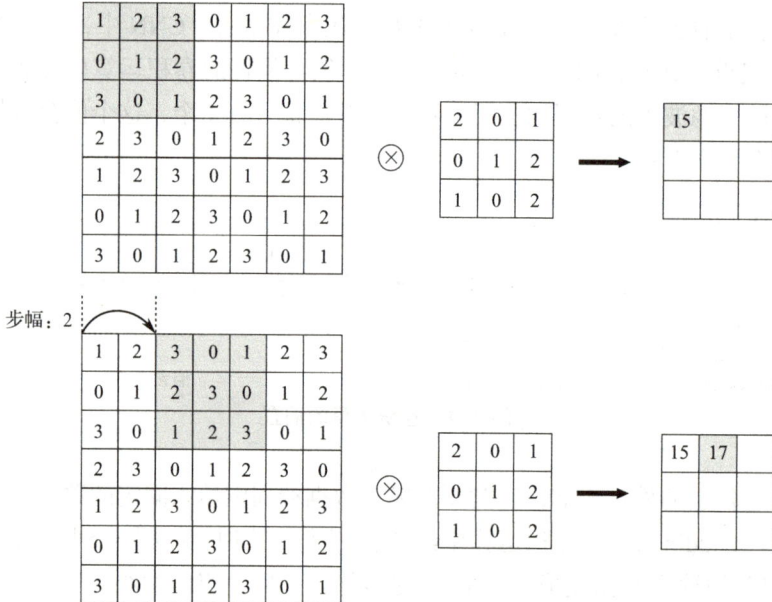

图4-6　卷积中步长的计算过程

综上，增大步幅后，输出大小会变小。而增大填充后，输出大小会变大。这里，假设输入大小为（H,W），滤波器大小为（FH,FW），输出大小为（OH,OW），填充为P，步幅为S。此时，输出大小可通过公式4-1、公式4-2进行计算：

$$OH = \frac{H+2P-FH}{S}+1 \qquad\qquad (4-1)$$

$$OW = \frac{W+2P-FW}{S}+1 \qquad\qquad (4-2)$$

2. 卷积层的作用　卷积层的参数是由一些可学习的滤波器集合构成的。每个滤波器在空间上（宽度和高度）都比较小，但是深度和输入数据一致（这一点很重要，后面会具体介绍）。直观地来说，网络会让滤波器学习到当它看到某些类型的视觉特征时就激活，具体的视觉特征可能是某些方位上的边界，或者在第一层上某些颜色的斑点，甚至可以是网络更高层上的蜂巢状或者车轮状图案。

3. 感受野　在处理图像这样的高维度输入时，让每个神经元都与前一层中的所有神经元进行全连接是不现实的。相反，我们让每个神经元只与输入数据的一个局部区域连接。该连接的空间大小叫作神经元的感受野，它的尺寸是一个超参数（其实就是滤波器的空间尺寸）。在深度方向上，这个连接的大小总是和输入量的深度相等。需要再次强调的是，我们对待空间维度（宽和高）与深度维度是不同的：连接在空间（宽高）上是局部的，但是在深度上总是和输入数据的深度一致。

图 4-7 中展现的卷积神经网络的一部分，其中最左端为输入数据，假设输入数据体尺寸为 32×32×3（比如 CIFAR-10 数据集中的 RGB 图像，3 指 R、G、B 的三个通道），如果感受野（或滤波器尺寸）是 5×5，那么卷积层中的每个神经元会有输入数据体中 5×5×3 区域的权重，共 5×5×3=75 个权重（还要加一个偏差参数）。注意这个连接在深度维度上的大小必须为 3，和输入数据体的深度一致。其中还有一点需要注意，对应一个感受野有 75 个权重，这 75 个权重是通过学习进行更新的，所以很大程度上这些权值之间是不相等（也就对于同一个卷积核，它对于与它连接的输入的每一层的权重都是独特的，不是同样的权重重复输入层层数那么多次就可以的）。在这里相当于前面的每一个层对应一个传统意义上的卷积模板，每一层与自己卷积模板做完卷积之后，再将各个层的结果加起来，再加上偏置，注意是一个偏置，无论输入数据是多少层，一个卷积核就对应一个偏置。

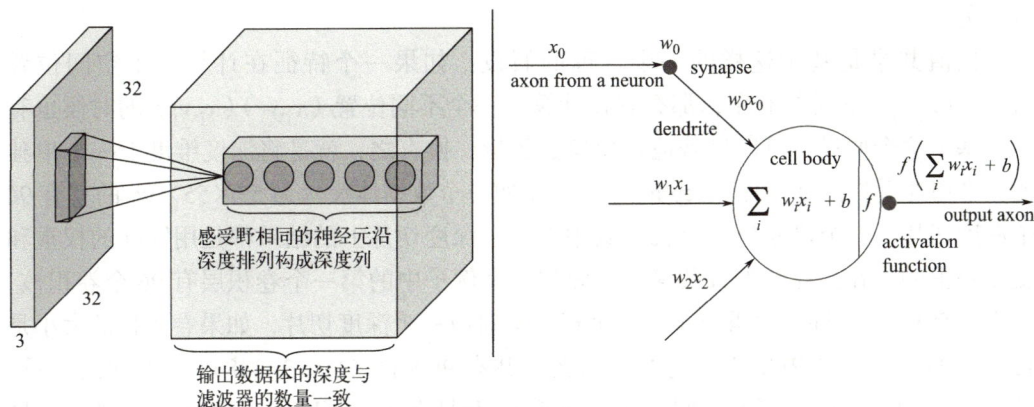

图 4-7　感受野的连接及尺寸说明

4. 神经元的空间排列　感受野讲解了卷积层中每个神经元与输入数据体之间的连接方式，但是尚未讨论输出数据体中神经元的数量，以及它们的排列方式。3 个超参数控制着输出数据体的尺寸：深度（depth），步长（stride）和零填充（zero-padding）。

（1）深度　输出数据体的深度是一个超参数，和使用的滤波器的数量一致，而每个滤波器在输入数据中寻找一些不同的东西，即图像的某些特征。将沿着深度方向排列、感受野相同的神经元集合称为深度列（depth column），也有人使用纤维（fibre）来称呼它们。

（2）步长　在滑动滤波器的时候，必须指定步长。当步长为 1，滤波器每次移动 1 个像素；当步长为 2，滤波器滑动时每次移动 2 个像素，当然步长也可以是不常用的 3，或者更大的数字，但这些在实际中很少使用。这个操作会让输出数据体在空间上变小。

（3）零填充　有时候将输入数据体用 0 在边缘处进行填充是很方便的。零填充的尺寸是一个超参数。零填充有一个良好性质，即可以控制输出数据体的空间尺寸（最常用的是用来保持输入数据体在空间上的尺寸，使得输入和输出的宽高都相等）。

输出数据体在空间上的尺寸 $W_2 \times H_2 \times D_2$ 可以通过输入数据体尺寸 $W_1 \times H_1 \times D_1$，卷积层中神经元的感受野尺寸（$F$），步长（$S$），滤波器数量（$K$）和零填充的数量（$P$）计算输出出来。

$$W_2 = \frac{W_1 - F + 2P}{S} + 1 \qquad (4-3)$$

$$H_2 = \frac{H_1 - F + 2P}{S} + 1 \qquad (4-4)$$

$$D_2 = K \qquad (4-5)$$

一般说来，当步长 $S=1$ 时，零填充的值是 $P=(F-1)/2$，这样就能保证输入和输出数据体有相同的空间尺寸。

5. 权值共享　在卷积层中权值共享是用来控制参数的数量。假如在一个卷积核中，每一个感受野采用的都是不同的权重值（卷积核的值不同），那么这样的网络中参数数量将是巨大的。

权值共享是基于这样的一个合理的假设：如果一个特征在计算某个空间位置 (x_1,y_1) (x_1,y_1) 的时候有用，那么它在计算另一个不同位置 (x_1,y_1) (x_1,y_1) 的时候也有用。基于这个假设，可以显著地减少参数数量。换言之，就是将深度维度上一个单独的 2 维切片看作深度切片（depth slice），比如一个数据体尺寸为 55×55×96 的就有 96 个深度切片，每个尺寸为 55×55，其中在每个深度切片上的结果都是用同样的权重和偏差获得的。在这样的参数共享下，假如一个例子中的第一个卷积层有 96 个卷积核，那么就有 96 个不同的权重集了，一个权重集对应一个深度切片，如果卷积核的大小是 11×11 的，图像是 RGB 3 通道的，那么就共有 96×11×11×3=34848 个不同的权重，总共有 34944 个参数（因为要加 96 个偏差），并且在每个深度切片中的 55×55 的结果使用的都是同样的参数。

在反向传播的时候，要计算每个神经元对它的权重的梯度，但是需要把同一个深度切片上的所有神经元对权重的梯度累加，这样得到了对共享权重的梯度。因此，每个切片只更新一个权重集。

如图 4-8 所示，左侧的神经元是将每一个感受野展开为一列之后串联起来（就是展开排成一列，同一层神经元之间不连接）。右侧的 Deep11、Deeo12 是深度为 1 的第 1 个和第 2 个神经元，Deep21、Deep22 是深度为 2 的第 1 个和第 2 个神经元。同一个深度的神经元的权值都是相同的。所以上面说的卷积神经网络的反向传播公式对梯度进行累加求和也是基于这点考虑（同一深度的不同神经元共用一组参数，所以累加）；而每个切片只更新一个权重集的原因也是这样的，从图 4-8 中可以看到，不同深度的神经元不会共用相同的权重，所以只能更新一个权重集。

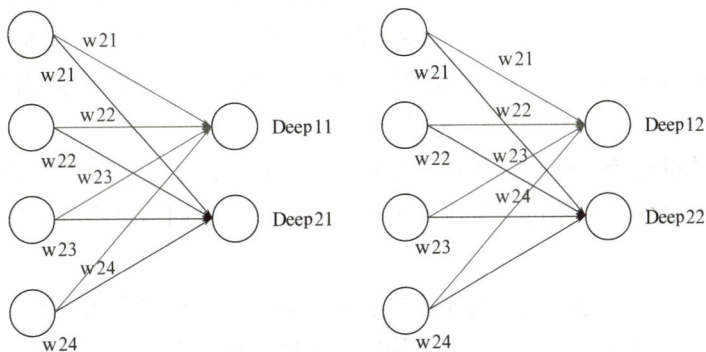

图 4-8 卷积层用全连接层的形式表示

但是，如果在一个深度切片中的所有权重都使用同一个权重向量，那么卷积层的前向传播在每个深度切片中可以看作是在计算神经元权重和输入数据体的卷积（这就是"卷积层"名字由来）。这也是为什么总是将这些权重集合称为滤波器（filter）[或卷积核（kernel）]，因为它们和输入进行了卷积。

另外，有时候参数共享是没有意义的，特别是当输入图像有明确的中心布局。这时候就希望在图片的不同位置学习到完全不同的特征。比如输入图像是人脸，人脸一般都处于图片中心，而我们期望在不同的位置学习到不同的特征，比如眼睛特征或者头发特征可能（也应该）会在图片的不同位置被学习。在这个例子中，通常就放松参数共享的限制，将层称为局部连接层（locally-connected layer）。

6. 卷积层的超参数 由于参数共享，每个滤波器包含 $F \times F \times D1$ 个权重，卷积层一共有 $F \times F \times D1 \times K$ 个权重和 K 个偏置。在输出数据体中，第 d 个深度切片（空间尺寸是 $W2 \times H2$），用第 d 个滤波器和输入数据进行有效卷积运算的结果（使用步长 S），再加上第 d 个偏差。

对这些超参数，常见的设置是 $F=3$，$S=1$，$P=1$。同时设置这些超参数也有一些约定俗成的惯例和经验。

（二）池化层

几乎所有的卷积神经网络模型都包括池化步骤。池化层通常位于连续的卷积层之间，池化操作的目标是为位置和比例的变化带来一定程度的不变性，并汇总特征图内部和特征图之间的响应。它实际上是一种形式的降采样。有多种不同形式的非线性池化函数，而其中"最大池化（MaxPooling）"是最为常见的。如图4-9所示，它是将输入的图像划分为若干个矩形区域，对每个子区域输出最大值。直觉上，这种机制能够有效的原因在于，在发现一个特征之后，它的精确位置远不及它和其他特征的相对位置的关系重要。池化层会不断地减小数据的空间大小，因此参数的数量和计算量也会下降，这在一定程度上也控制了过拟合。通常来说，CNN的卷积层之间都会周期性地插入池化层。

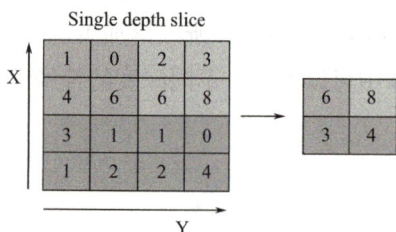

图4-9　最大池化

1. 池化操作的作用　池化操作后的结果相比其输入缩小了。池化层的引入是仿照人的视觉系统对视觉输入对象进行降维和抽象。在卷积神经网络过去的工作中，池化操作有以下作用：

（1）特征不变性　池化操作使模型更加关注是否存在某些特征而不是特征具体的位置。其中不变形性包括，平移不变性、旋转不变性和尺度不变性。平移不变性是指输出结果对输入对小量平移基本保持不变，例如，输入为（1,5,3），最大池化将会取5，如果将输入右移一位得到（0,1,5），输出的结果仍将为5。对伸缩的不变形，如果原先的神经元在最大池化操作后输出5，那么经过伸缩（尺度变换）后，最大池化操作在该神经元上很大概率的输出仍是5。

（2）特征降维（下采样）　池化相当于在空间范围内做了维度约减，从而使模型可以抽取更加广范围的特征。同时减小了下一层的输入大小，进而减少计算量和参数数量，使得计算资源耗费变少。

此外，池化操作在一定程度上防止过拟合，更方便优化。

2. 常用的池化操作　池化操作通过池化模板和步长两个关键性变量构成，模板描述了提取信息区域的大小，一般是一个方形窗口，步长（stride）描述了窗口在卷积层输出特征图上的移动步长，一般和模板边长相等（即模板移动前后不重叠）。常用的池化操作有最大池化、平均池化、随机池化和重叠池化。

（1）最大池化　选图像区域的最大值作为该区域池化后的值。如图4-10所示，保留模板内信息的最大值，这是在提取纹理特征，保留更多的局部细节。

（2）平均池化（average pooling）　计算图像区域的平均值作为该区域池化后的值。如图4-11所示，平均池化对池化模板进行均值化操作，这能够保留模板内数据的整体特征，突出全局信息。

图 4-10　最大池化操作　　　　　图 4-11　平均池化操作

（3）随机池化（stochastic pooling）　模板内元素值大的被选中概率也大，这种方法即不会一直选择最大值，但这种池化效果并不稳定，即不能保证池化效果一定是好的，可能产生更坏的结果。如图 4-12 所示，随机池化伴随着概率矩阵，每个元素对应一个被选中的概率，模板内概率和为 1。

图 4-12　随机池化操作

（4）重叠池化（overlapping pooling）　前三种池化方法一般设置步长和池化模板尺寸相等。如图 4-13 所示，如果两个尺寸不同且两个池化区域存在重叠，这种池化方法称为重叠池化。

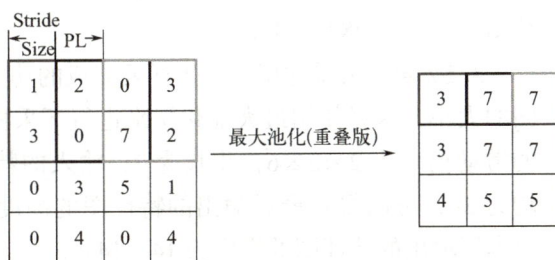

图 4-13　重叠池化操作

（三）全连接层

全连接层在整个卷积神经网络中起到"分类器"的作用。全连接层之前的卷积层、池化层和激活函数等操作的作用是提取特征（将原始数据映射到隐层特征空间），全连接层的作用是分类（将学到的"分布式特征表示"映射到样本标记空间）。

全连接层的主要作用是将输入图像在经过卷积和池化操作之后提取的特征进行压缩，并且根据压缩的特征完成模型的分类功能。全连接层的计算比卷积层和池化层更简单，经过卷积层和池化层提取的输入图像的核心特征，与全连接层中定义的权重参数相乘，最后被压缩成一个 N 分类的结果，再经过激活函数的进一步处理，就能让分类预测结果更明显。激活函数的输出结果就是模型预测的输入图像对应各个类别的可能性值。

三、经典的卷积神经网络

在介绍完卷积层、池化层、全连接层后，接下来讲解一些经典的卷积神经网络模型的架构和工作原理。

（一）LeNet

LeNet 是由 Yann LeCun 在 1989 年提出的历史上第一个真正意义上的卷积神经网络模型。1998 年出现的 LeNet 的改进版本 LeNet-5 作为卷积神经网络模型的先驱，被用于手写数字识别，并取得了非常好的成绩。如图 4-14 所示是 LeNet-5 卷积神经网络的网络架构。

在图 4-14 中，从上往下分别是 INPUT 层、C1 层、S2 层、C3 层、S4 层、C5 层、F6 层和 OUTPUT 层，下面对这些层分别进行介绍。

1. INPUT 层　为输入层，LeNet-5 卷积神经网络的默认输入数据必须是维度为 $32 \times 32 \times 1$ 的图像，即输入的是高度和宽度均为 32 的单通道图像。

2. C1 层　第一个卷积层，使用的卷积核滑动窗口为 $5 \times 5 \times 1$，步长为 1，不使用 Padding，如果输入数据的高度和宽度均为 32，可以得出最后输出的特征图的高度和宽度均为 28。同时，我们看到这个卷积层要求最后输出深度为 6 的特征图，所以需要进行 6 次同样的卷积操作，最后得到输出的特征图的维度为 $28 \times 28 \times 6$。

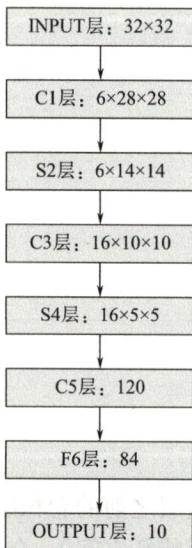

图 4-14　LeNet-5 卷积神经网络的网络架构

INPUT 层：32×32

C1 层：6×28×28

S2 层：6×14×14

C3 层：16×10×10

S4 层：16×5×5

C5 层：120

F6 层：84

OUTPUT 层：10

3. S2 层　下采样层，下采样要完成的功能是缩减输入的特征图的大小，这里使用最大池化层来进行下采样。选择最大池化层的滑动窗口为 $2 \times 2 \times 6$，步长为 2，输入的特征图的高度和宽度均为 28，可以得到最后输出的特征图的高度和宽度均为 14，所以本层输出的特征图的维度为 $14 \times 14 \times 6$。

4. C3 层　第二个卷积层，使用的卷积核滑动窗口为 $5 \times 5 \times 6$，因为输入的特征图维度是 $14 \times 14 \times 6$，所以卷积核滑动窗口的深度必须和输入特征图的深度一致，步长为 1，不使用 Padding，可以得到输出的特征图的高度和宽度均为 10，最后得到输出的特征图维度为 $10 \times 10 \times 16$。

5. S4 层　第 2 个下采样层，同样使用最大池化层，C3 的输出维度为 $10 \times 10 \times 16$，最大池化层的滑动窗口为 $2 \times 2 \times 16$，步

长为 2，最后得到输出特征图的维度为 5×5×16。

6. C5 层　第 3 个卷积层，该层使用的卷积核滑动窗口为 5×5×16，步长为 1，不使用 Padding，同时这个卷积层要求最后输出深度为 120 的特征图，所以需要进行 120 次卷积，最后得到输出的特征图维度为 1×1×120。

7. F6 层　第一个全连接层，该层的输入数据是维度为 1×1×120 的特征图，要求最后输出深度为 84 的特征图，所以本层要完成的任务就是对输入的特征图进行压缩，最后得到输出维度为 1×84 的特征图。

8. OUTPUT 层　输出层，因为 LeNet-5 是用来解决分类问题，所以需要根据输入图像判断图像中手写字体的类别，输出的结果是输入图像对应 10 个类别的可能性值，需要将 F6 层输入的维度为 1×84 的数据压缩成维度为 1×10 的数据。将最终得到的 10 个数据全部输入 Softmax 激活函数中，得到的就是模型预测的输入图像所对应 10 个类别的可能性值了。

（二）AlexNet

在 LeNet 问世 20 多年后，AlexNet 被发布出来。AlexNet 是引发深度学习热潮的导火线，不过它的网络结构和 LeNet 基本上没有什么不同，如图 4-15 所示是 AlexNet 模型的网络架构。

在图 4-15 中，从上往下分别是 INPUT 层、Conv1 层、MaxPooling1 层、Conv2 层、MaxPooling2 层、Conv3 层、Conv4 层、Conv5 层、MaxPooling3 层、FC6 层、FC7 层、FC8 层和 OUTPUT 层，AlexNet 的卷积神经网络架构比 LeNet-5 的卷积神经网络架构的层次更深，也更复杂，下面对这些层分别进行介绍。

1. INPUT 层　为输入层，AlexNet 卷积神经网络的默认输入数据必须是维度为 224×224×3 的图像，即输入的是高度和宽度均为 224，色彩通道是 R、G、B 三个。

2. Conv1 层　第一个卷积层，卷积核为 11×11×3，步长为 4，Padding 为 2，同时这个卷积层要求最后输出深度为 96 的特征图，最后得到输出的特征图的维度为 55×55×96。

3. MaxPooling1 层　第一个最大池化层，最大池化层的滑动窗口为 3×3×96，步长为 2，最后得到的输出的特征图的维度为 27×27×96。

4. Conv2 层　第二个卷积层，卷积核为 5×5×96，步长为 1，Padding 为 2，同时这个卷积层要求最后输出深度为 256 的特征图，最后得到输出的特征图的维度为 27×27×256。

5. MaxPooling2 层　第二个最大池化层，最大池化层的滑

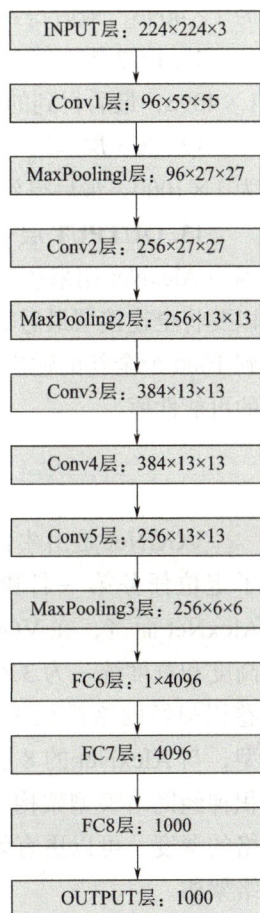

图 4-15　AlexNet 卷积神经网络的网络架构

（图中从上到下依次为：）
INPUT层：224×224×3
Conv1层：96×55×55
MaxPooling1层：96×27×27
Conv2层：256×27×27
MaxPooling2层：256×13×13
Conv3层：384×13×13
Conv4层：384×13×13
Conv5层：256×13×13
MaxPooling3层：256×6×6
FC6层：1×4096
FC7层：4096
FC8层：1000
OUTPUT层：1000

动窗口为 $3 \times 3 \times 256$，步长为 2，最后得到的输出的特征图的维度为 $13 \times 13 \times 256$。

6. Conv3 层　第三个卷积层，卷积核为 $3 \times 3 \times 256$，步长为 1，Padding 为 1，同时这个卷积层要求最后输出深度为 384 的特征图，最后得到输出的特征图的维度为 $13 \times 13 \times 384$。

7. Conv4 层　第四个卷积层，卷积核为 $3 \times 3 \times 384$，步长为 1，Padding 为 1，同时这个卷积层要求最后输出深度为 384 的特征图，最后得到输出的特征图的维度为 $13 \times 13 \times 384$。

8. Conv5 层　第五个卷积层，卷积核为 $3 \times 3 \times 384$，步长为 1，Padding 为 1，同时这个卷积层要求最后输出深度为 256 的特征图，最后得到输出的特征图的维度为 $13 \times 13 \times 256$。

9. MaxPooling3 层　第三个最大池化层，最大池化层的滑动窗口为 $3 \times 3 \times 256$，步长为 2，最后得到的输出的特征图的维度为 $6 \times 6 \times 256$。

10. FC6 层　第一个全连接层，输入特征图维度为 $6 \times 6 \times 256$，首先对输入的特征图进行扁平化处理，将其变成维度为 1×9216 的输入特征图，本层要求输出的数据维度为 1×4096，最后得到的输出的特征图的维度为 1×4096。

11. FC7 层　第二个全连接层，输入特征图维度为 1×4096，输出的数据维度为 1×4096，最后得到的输出的特征图的维度为 1×4096。

12. FC8 层　第三个全连接层，输入特征图维度为 1×4096，输出的数据维度要求为 1×1000，最后得到的输出的特征图的维度为 1×1000。

13. OUTPUT 层　输出层，要求最后得到输入图像对应 1000 个类别的可能性值，因为 AlexNet 用来解决图像分类问题，即要求通过输入图像判断该图像所属的类别，所以要将全连接层最后输出的维度为 1×1000 的数据传递到 Softmax 激活函数中，就能得到 1000 个全新的输出值，这 1000 个输出值就是模型预测的输入图像对应 1000 个类别的可能性值。

（三）VGGNet

VGGNet 是由牛津大学的视觉几何组提出，并在 2014 年举办的 ILSVRC 中获得了定位任务第一名和分类任务第二名的好成绩，相对 2012 年的 ILSVRC 冠军模型 AlexNet 而言，在 VGGNet 模型中统一了卷积中使用的参数，比如卷积核滑动窗口的高度和宽度统一为 3×3，卷积核步长统一为 1，Padding 统一为 1，等等；而且增加了卷积神经网络模型架构的深度，分别定义了 16 层的 VGG16 模型和 19 层 VGG19 模型，与 AlexNet 的 8 层结构相比，深度更深。这两个重要的改变对于人们重新定义卷积神经网络模型架构有很大的帮助，至少证明使用更小的卷积核并且增加卷积神经网络的深度，可以更有效地提升模型的性能。如图 4-16 所示是 16 层 VGGNet 模型的网络架构。

在图 4-16 中，从上往下分别是 INPUT 层、Conv1 层、Conv2 层、MaxPool1 层、Conv3 层、Conv4 层、MaxPool2 层、Conv5 层、Conv6 层、MaxPool3 层、Conv7 层、

Conv8 层、MaxPool4 层、Conv10 层、Conv11 层、Conv12 层、MaxPool5 层、FC13 层、FC14 层、FC15 层和 OUTPUT 层，一共 16 层，所以我们将这个模型叫作 VGG16，接下来具体介绍模型中的前 7 层和后 8 层。

1. 输入层 VGG16 卷积神经网络默认的输入数据必须是维度为 224×224×3 的图像，和 AlexNet 一样，其输入图像的高度和宽度均为 224，而且 R、G、B 三个色彩通道。

2. Conv1 层 VGG16 的第一个卷积层，使用的卷积核滑动窗口为 3×3×64，步长为 1，Padding 为 1。根据卷积通用公式，可以得到最后输出的特征图的高度和宽度均为 224，224=（224−3+2）/1+1，同时这个卷积层要求最后输出深度为 64 的特征图，所以需要进行 64 次卷积，最后得到输出的特征图的维度为 224×224×64。

3. Conv2 层 VGG16 的第 2 个卷积层，使用的卷积核滑动窗口为 3×3×64，步长为 1，Padding 为 1。根据卷积通用公式，可以得到最后输出的特征图的高度和宽度均为 224，224=（224−3+2）/1+1，同时这个卷积层要求最后输出深度为 64 的特征图，所以需要进行 64 次卷积，最后得到输出的特征图的维度为 224×224×64。

4. MaxPool1 层 VGG16 的第一个最大池化层，最大池化层的核滑动窗口为 2×2×64，步长为 2，Padding 为 1。根据卷积通用公式，可以得到最后输出的特征图的高度和宽度均为 112，112=（224−2）/2+1，最后得到输出的特征图的维度为 112×112×64。

5. Conv3 层 VGG16 的第 3 个卷积层，使用的卷积核滑动窗口为 3×3×64，步长为 1，Padding 为 1。根据卷积通用公式，可以得到最后输出的特征图的高度和宽度均为 112，112=（112−3+2）/1+1，同时这个卷积层要求最后输出深度为 128 的特征图，所以需要进行 128 次卷积，最后得到输出的特征图的维度为 112×112×128。

6. Conv4 层 VGG16 的第 4 个卷积层，使用的卷积核滑动窗口为 3×3×128，步长为 1，Padding 为 1。根据卷积通用公式，可以得到最后输出的特征图的高度和宽度均为 112，112=（112−3+2）/1+1，同时这个卷积层要求最后输出深度为 128 的特征图，所以需要进行 128 次卷积，最后得到输出的特征图的维度为 112×112×128。

7. MaxPool2 层 VGG16 的第 2 个最大池化层，最大池化层的核滑动窗口为 2×2×128，步长为 2，Padding 为 1。根据卷积通用公式，可以得到最后输出的特征图的高度和宽度均为 56，56=（112−2）/2+1，最后得到输出的特征图的维度为

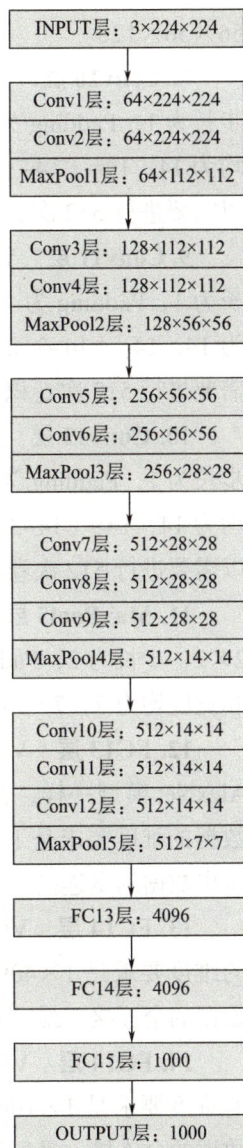

INPUT层：3×224×224

Conv1层：64×224×224
Conv2层：64×224×224
MaxPool1层：64×112×112

Conv3层：128×112×112
Conv4层：128×112×112
MaxPool2层：128×56×56

Conv5层：256×56×56
Conv6层：256×56×56
MaxPool3层：256×28×28

Conv7层：512×28×28
Conv8层：512×28×28
Conv9层：512×28×28
MaxPool4层：512×14×14

Conv10层：512×14×14
Conv11层：512×14×14
Conv12层：512×14×14
MaxPool5层：512×7×7

FC13层：4096

FC14层：4096

FC15层：1000

OUTPUT层：1000

图 4-16 VGGNet 卷积神经网络的网络架构

$56 \times 56 \times 128$。

8. Conv10 层　VGG16 的第 10 个卷积层，使用的卷积核滑动窗口为 $3 \times 3 \times 512$，步长为 1，Padding 为 1。根据卷积通用公式，可以得到最后输出的特征图的高度和宽度均为 14，$14=（14-3+2）/1+1$，同时这个卷积层要求最后输出深度为 512 的特征图，所以需要进行 512 次卷积，最后得到输出的特征图的维度为 $14 \times 14 \times 512$。

9. Conv11 层　VGG16 的第 11 个卷积层，使用的卷积核滑动窗口为 $3 \times 3 \times 512$，步长为 1，Padding 为 1。根据卷积通用公式，可以得到最后输出的特征图的高度和宽度均为 14，$14=（14-3+2）/1+1$，同时这个卷积层要求最后输出深度为 512 的特征图，所以需要进行 512 次卷积，最后得到输出的特征图的维度为 $14 \times 14 \times 512$。

10. Conv12 层　VGG16 的第 12 个卷积层，使用的卷积核滑动窗口为 $3 \times 3 \times 512$，步长为 1，Padding 为 1。根据卷积通用公式，可以得到最后输出的特征图的高度和宽度均为 14，$14=（14-3+2）/1+1$，同时这个卷积层要求最后输出深度为 512 的特征图，所以需要进行 512 次卷积，最后得到输出的特征图的维度为 $14 \times 14 \times 512$。

11. MaxPool5 层　VGG16 的第 5 个最大池化层，最大池化层的核滑动窗口为 2×2，步长为 2，Padding 为 1。根据卷积通用公式，可以得到最后输出的特征图的高度和宽度均为 7，$7=（14-2）/2+1$，最后得到输出的特征图的维度为 $7 \times 7 \times 512$。

12. FC13 层　VGG16 的第 2 个全连接层。输入特征图的维度是 $7 \times 7 \times 512$，和 AlexNet 模型一样，都需要对输入特征图进行扁平化处理得到 1×25088 的数据，输出数据的维度要求是 1×4096，所以需要一个维度为 25088×4096 的矩阵完成输入数据和输出数据的全连接，最后得到输出数据的维度为 1×4096。

13. FC14 层　VGG16 的第 2 个全连接层。输入数据的维度是 1×4096，输出数据的维度要求是 1×4096，所以需要一个维度为 4096×4096 的矩阵完成输入数据和输出数据的全连接，最后得到输出数据的维度为 1×4096。

14. FC14 层　VGG16 的第 3 个全连接层。输入数据的维度是 1×4096，输出数据的维度要求是 1×1000，所以需要一个维度为 4096×1000 的矩阵完成输入数据和输出数据的全连接，最后得到输出数据的维度为 1×1000。

15. 输出层　VGG16 同样用于解决图像的分类问题，我们将全连接层最后输出维度为 1×1000 的数据传递到 Softmax 函数中，就能得到 1000 个预测值，这 1000 个预测值就是模型预测的输入图像所对应每个类别的可能性。

第三节　案例分析

一、基于深度学习模型的乳腺超声数据分类

随着深度学习的发展，计算机视觉技术在医学图像分析中得到了广泛的应用。医学图像分类已经成为辅助医生诊断疾病的重要手段，它可以帮助医生准确判断病变种

类、程度等，从而可以提高对疾病的诊断效率。本部分基于乳腺超声影像数据，探索 ResNet 模型在乳腺肿瘤分类方面的研究，主要包括模型介绍、数据描述与数据处理、实验结果与分析等几方面，旨在提高乳腺肿瘤分类的准确性，验证 ResNet 方法在乳腺超声影像数据分类方面的可靠性。

（一）分类任务介绍

图像分类任务是计算机视觉中的核心任务，其目标是根据图像信息中所反映的不同特征，把不同类别的图像区分开来。图像分类：从已知的类别标签集合中为给定的输入图片选定一个类别标签（标签：狗，猫，卡车，飞机……）。

本案例的乳腺超声数据分类，要根据数据集给出的输入的乳腺超声图像数据集类别，如良性、恶性和正常三类，精准地判定出输入图像的所属类别，如图 4-17 所示。

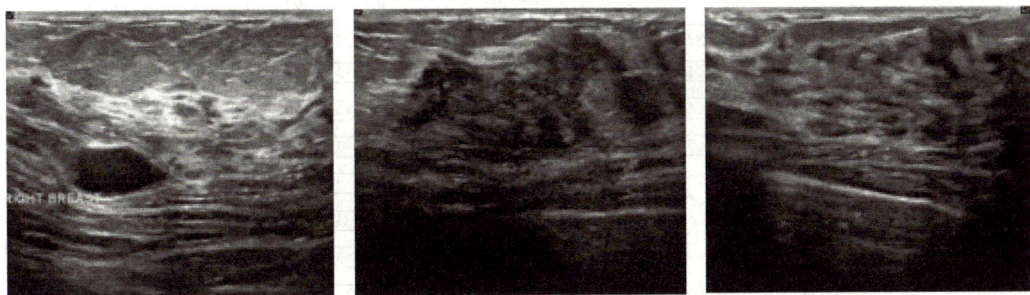

图 4-17　乳腺超声图像类别（左：良性，中：恶性，右：正常）

（二）模型介绍

本案例采用 ResNet 模型对数据集进行分类。ResNet 是深度卷积神经网络中比较经典的模型之一，其结构如图 4-18 所示。ResNet 模型使用了残差块（residual block）的结构，通过在网络中添加残差连接（residual connection），可以避免梯度消失问题，同时也可以让网络更深，提高模型性能。在实验中，我们对 ResNet101 模型进行了微调（fine-tuning），从原来的 1000 分类任务改为了 3 分类任务，使其适应于我们的图像分类任务。

（三）数据描述与数据处理

实验所使用数据为公开数据集 BUSI Dataset（Breast Ultrasound Images Dataset），该数据回顾了使用超声扫描的乳腺癌医疗图像，数据集收集的数据包括年龄在 25 岁至 75 岁之间的妇女的乳房超声图像。此数据是在 2018 年收集的，包括 600 名女性患者。该数据集由 780 张图像组成，平均图像大小为 500×500 像素。图像采用 PNG 格式。肿瘤掩码图像（mask）与原始图像（image）一起呈现。图像被分为三类，即正常 normal（无肿瘤）、良性 benign 和恶性 malignant。原始数据分布情况如表 4-1 所示。

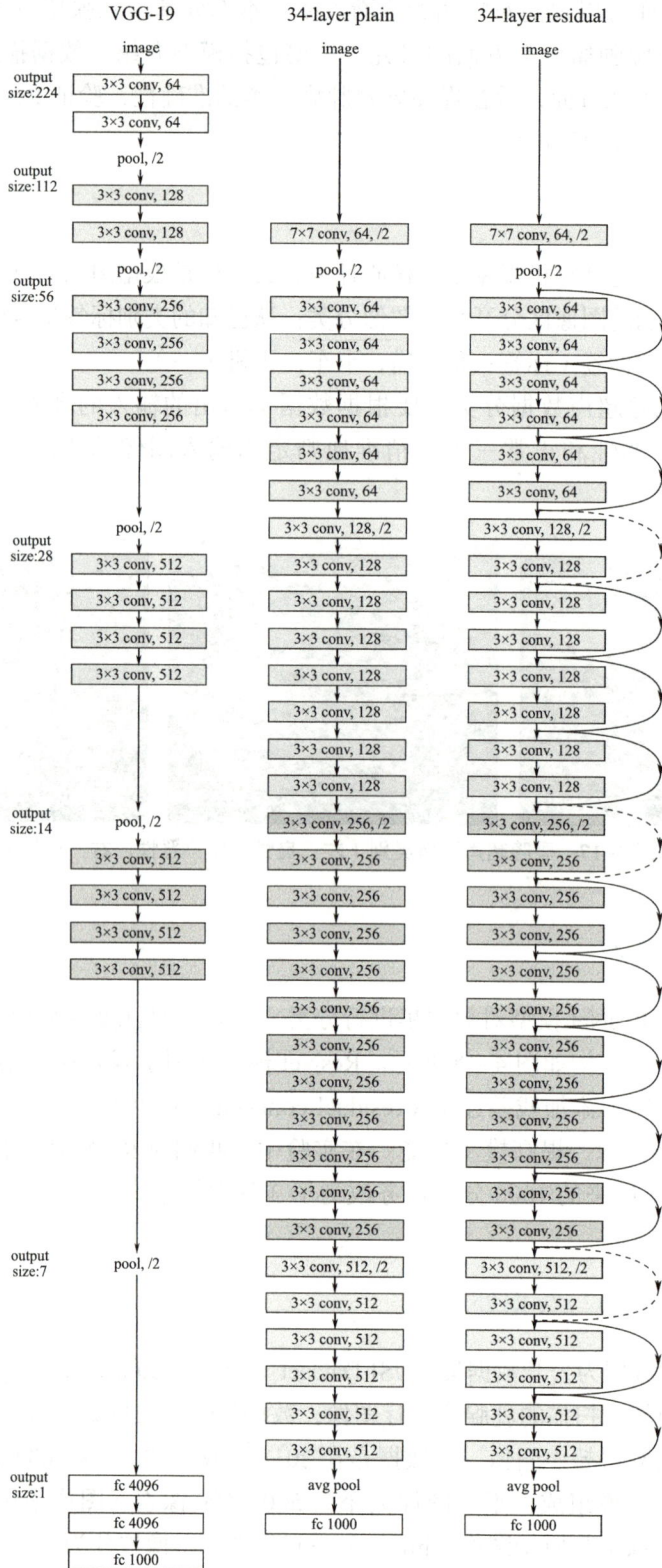

图 4-18　ResNet 结构

表4-1 原始数据数量分布情况

数据类型	良性	恶性	正常	合计
数量	437	210	133	780

（四）数据增强

数据增强也叫数据扩增，在不实质性地增加数据的情况下，让有限的数据产生等价于更多数据的价值。在实际医学临床项目中，往往没有充足的数据来完成任务，为了保证任务的顺利完成，必须探寻数据增量的途径，提取更多有用的特征（避免不相关特征对结果的影响），进而训练更好的模型，从根本上提升模型的整体性能。

本次分类所用到的乳腺癌数据其中包含 437 张良性、210 张恶性、133 张正常无病变图像。在划分完训练集和测试集之后，实施数据增强策略，以消除数据量小、各类占比不均衡可能对模型训练带来的影响。本案例采用了亮度增强、旋转变换、翻转变换、仿射变换和 HSV（色调、饱和度、明度）5 种数据增强策略。增强后的数据包含 2185 张良性、1050 张恶性、665 张正常无病变图像，如表 4-2 所示。

表4-2 数据增强后的数据数量分布情况

数据集	良性	恶性	正常	合计
数量	2185	1050	665	3900

图 4-19 是增强后的图像示例，从左至右分别是原始图像、亮度增强后的图像、仿射变换后的图像、翻转变换后的图像、HSV 变换后的图像、旋转变换后的图像。

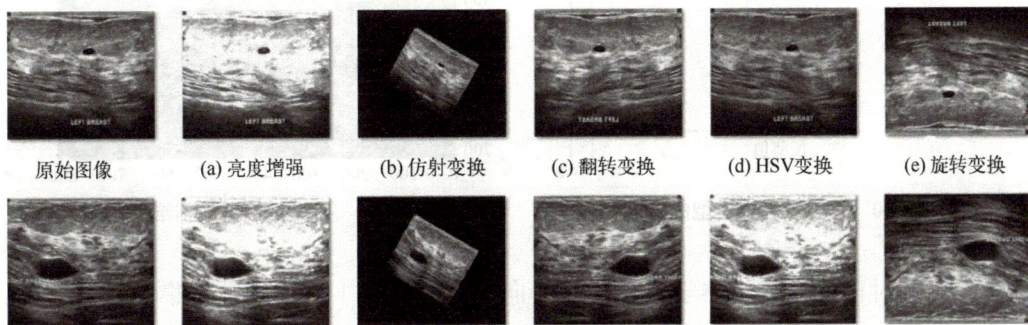

原始图像　(a) 亮度增强　(b) 仿射变换　(c) 翻转变换　(d) HSV 变换　(e) 旋转变换

图4-19 数据增强效果示例

（五）实验结果与分析

在实验中，使用深度学习 PyTorch 框架构建模型并完成实验。超参数 epochs 设置为 50，batchsize 设置为 64。优化器采用 Adam 优化器，学习率设置为 1e-4，weightdecay 设置为 5e-4。为了防止模型陷入局部最小值，使用了学习率调整策略 ReduceLROnPlateau()。损失函数采用了 CrossEntropyLoss()。

通过准确率、精准率、召回率、$F1-score$ 等评价指标对模型进行了评估，结果表明模型的准确率为 0.93。在良性、恶性和正常三个类别中，模型的精准率、召回率和 $F1-score$ 均达到了 0.89 以上，表明模型在对不同类别的分类任务上均表现出色。

表 4-3 汇总了模型的各项性能。总体而言，本实验的结果表明 ResNet101 模型在进行图像分类任务时表现出色，具有很高的精度和泛化能力。

表 4-3　模型具体性能

图像类别	精确率	召回率	$F1-score$	准确率
良性	0.94	0.94	0.94	/
恶性	0.89	0.89	0.89	/
正常	0.95	0.95	0.95	/
综合	/	/	/	0.93

混淆矩阵和预测结果分别如图 4-20、图 4-21 所示，可以看出模型在分类上表现良好，预测结果与真实情况基本吻合。

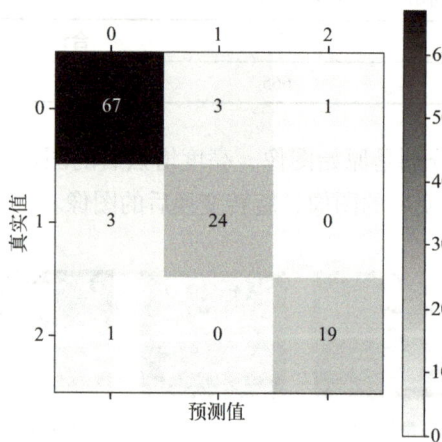

图 4-20　ResNet101 模型的混淆矩阵

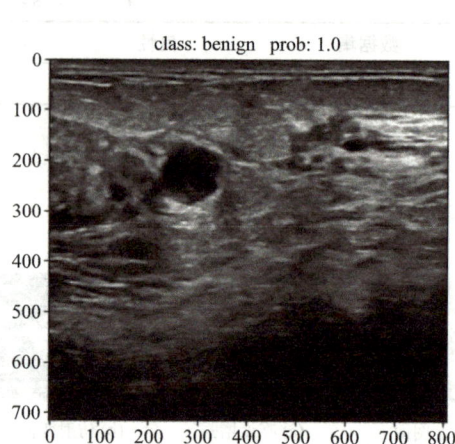

图 4-21　ResNet101 预测结果示例

本案例对比传统的机器学习算法支持向量机（SVM）对同一数据集的预测结果。最终的结果如表 4-4 所示，其中包括了预测结果的精确率、召回率、$F1-score$ 等指标，同时也给出了各类别的样本数和准确率。根据结果显示，良性样本的精确率、召回率和 $F1-score$ 分别为 0.99、0.73、0.84；恶性样本的精确率、召回率和 $F1-score$ 分别为 0.57、0.92、0.71；正常样本的精确率、召回率和 $F1-score$ 分别为 0.22、1.00、0.36。该模型的准确率为 0.77，混淆矩阵如图 4-22 所示。通过对 SVM 预测模型的分析结果，可以发现在三类样本中，良性样本的预测精度最高，而正常样本的预测精度最低。将 SVM 预测结果对比深度学习模型，可以发现深度学习模型在各方面都优于机器学习模型，表明深度学习模型比传统机器学习方法更适合于该任务。

表4-4　SVM模型预测结果

图像类别	精确率	召回率	$F1-score$	准确率
良性	0.99	0.73	0.84	/
恶性	0.57	0.92	0.71	/
正常	0.22	1.00	0.36	/
综合	/	/	/	0.77

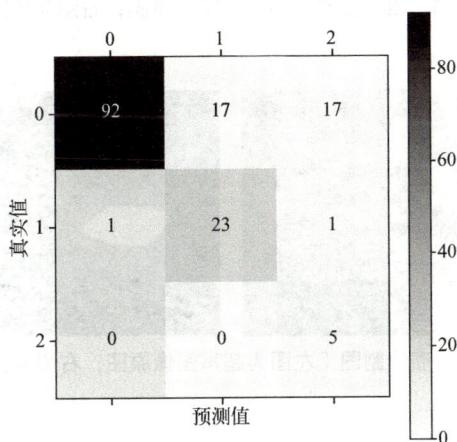

图4-22　SVM算法的混淆矩阵

二、基于深度学习模型的乳腺超声数据分割

U-net神经网络是一种用于图像分割的卷积神经网络，本节搭建基于U-net神经网络络的乳腺癌肿瘤分割模型。利用乳腺肿瘤超声图像公开数据集在Pytorch深度学习框架上通过U-net神经网络进行训练并测试。

(一) 语义分割任务描述

语义分割是一种计算机视觉技术，其相关任务还有目标检测、图像分类、实例分割、姿态估计等。语义指图像本身的像素所表现出的特征信息，具有人们可用语言探讨的意义，分割指图像分割。语义分割即能够将整张图的每个部分分隔开，使每个部分都有一定的类别意义。语义分割是以描边的形式，将整幅图不留缝隙地分割成多个区域，每个区域代表一个类别，没有类别的默认为图像背景。

如图4-23所示，左侧图为网络输入原图，图上有cat、grass、sky、trees四种类别的对象，右侧为其分割图，将每一类对象按照不同颜色将其边界精准地勾画出来。以医学影像中乳腺超声肿瘤图像的分割为例，可以精准勾勒出图像上良性和恶性肿瘤的病灶区域，如图4-24和图4-25所示。图4-24中左侧图像为原始的乳腺超声图像，右侧为良性乳腺肿瘤的分割效果。图4-25中左侧图像为原始的乳腺超声图像，右侧为恶性乳腺肿瘤的分割效果。相对于自然图像的语义分割任务而言，乳腺肿瘤语义分割任务相对单一，只需要将肿瘤区域精准分割出来即可，其余的像素全为背景信息。

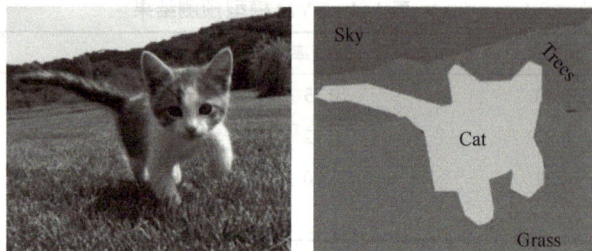

图 4-23　语义分割描述（左图为原图，右图为分割图）

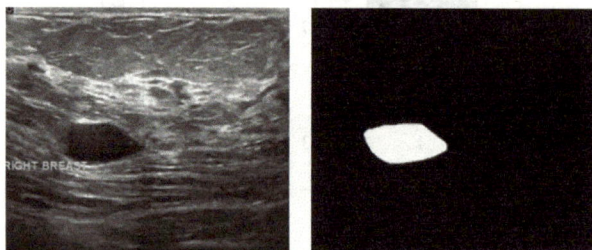

图 4-24　良性乳腺肿瘤分割图（左图为超声图像原图，右侧为良性病变分割区域）

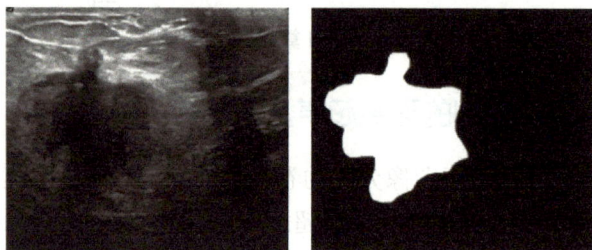

图 4-25　恶性乳腺肿瘤分割图（左图为超声图像原图，右侧为恶性病变分割区域）

（二）模型介绍

本部分利用经典的 U-net 模型实施乳腺超声数据分割任务。U-net 是一种编码器 - 解码器结构。编码器逐渐减少池化层的空间维度，解码器逐步修复物体的细节和空间维度。编码器和解码器之间通常存在快捷连接，因此能帮助解码器更好地修复目标的细节。如图 4-26 所示，U-Net 网络的主要结构包括了解码器、编码器、瓶颈层三个部分。该网络的核心思想是引入了跳跃连接，使得图像分割的精度大幅提升。

1. 编码器　包括了四个程序块。每个程序块都包括 3×3 的卷积（使用 ReLU 激活函数），步长为 2 的 2×2 的池化层（下采样）。每个程序块处理后，特征图逐步减小。这部分是主干特征提取部分，利用主干部分获得图像的浅层和深层特征，用四个卷积神经网络程序块进行特征提取，U-net 的主干特征提取部分为卷积和最大池化的堆叠。利用主干特征提取部分可以获得五个初步有效特征层，在解码器中，利用这五个有效特征层可以进行特征融合。

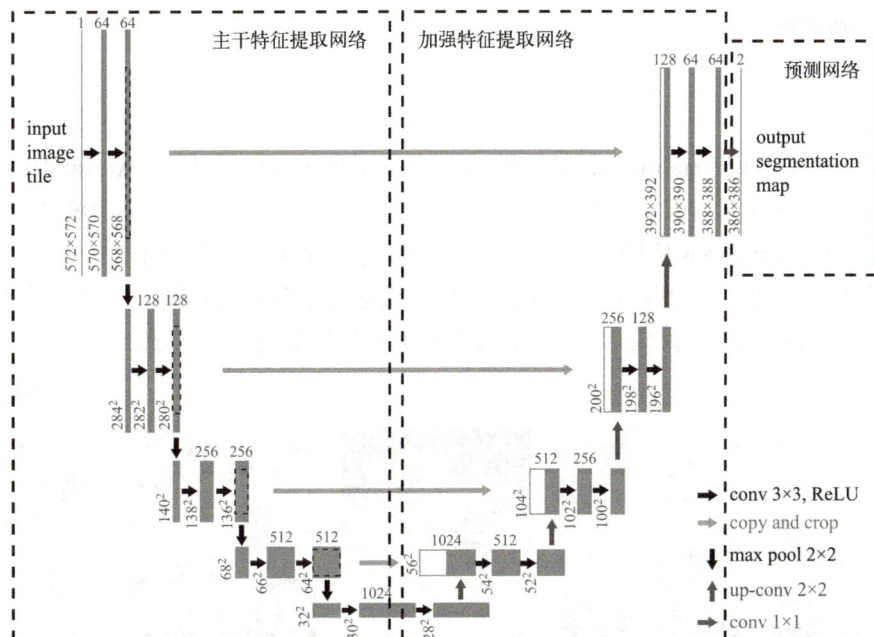

图 4-26 U-Net 模型

2. 解码器   与编码器部分对称，也包括四个程序块，每个程序块包括步长为 2 的 2×2 的上采样操作，然后与编码部分进行特征映射级联（concatenate），即拼接，最后通过两个 3×3 的卷积。这一部分是加强特征提取部分，利用主干部分获取到的五个初步有效特征层进行上采样，对获取到的特征进行反卷积及一层又一层的图像重新放大，并且通过快捷连接进行特征融合，获得一个最终的、融合了所有特征的有效特征层。再加入不同的跳跃连接。

3. 瓶颈层   是网络最后的输出部分，包含两个 3×3 的卷积层。最后经过一个 1×1 的卷积层得到最后的输出。这一部分是预测部分，利用最终获得的最后一个有效特征层对每一个特征点进行分类，相当于对每一个像素点进行分类。

U-net 的整体过程如下：

先对图片进行卷积和池化。例如开始输入的图片大小是 224×224，经过四次优化后，分别得到 112×112、56×56、28×28、14×14 四个不同尺寸的特征图。然后对 14×14 的特征图做上采样，得到 28×28 的特征图。将这个 28×28 的特征图与之前池化得到的 28×28 特征图进行通道上的拼接，然后再对拼接之后的特征图做卷积和上采样，得到 56×56 的特征图，然后再与之前的 56×56 拼接，卷积然后再上采样，经过四次就可以得到一个与原输入图像大小相同的图片了。

在乳腺超声数据分割任务中，它输入大小为 500×500，而输出大小为 388×388，那是因为它在卷积过程中没有加 Padding 层所造成的。

（三）数据描述与预处理

这里仍采用 BUSI Dataset 公开数据集，每张肿瘤图像对应一张或多张病灶分割结果，这一数据集主要用于模型的训练和测试。

（四）数据增强

这里使用 albumentations 库实现数据增强。albumentations 库是 Alexander Buslaev 及其团队创建的开源图像增强库，专门用于机器学习和计算机视觉任务中的图像数据增强。调用 albumentations 库同时对 image 和 mask 进行变换，如下图 4-27 所示，从左至右分别是原始图像、围绕 y 轴水平翻转输入、围绕 X 轴垂直翻转输入、模糊输入图像、通过交换行和列来转置输入。增强后的数据分类及数量如表 4-5 所示。

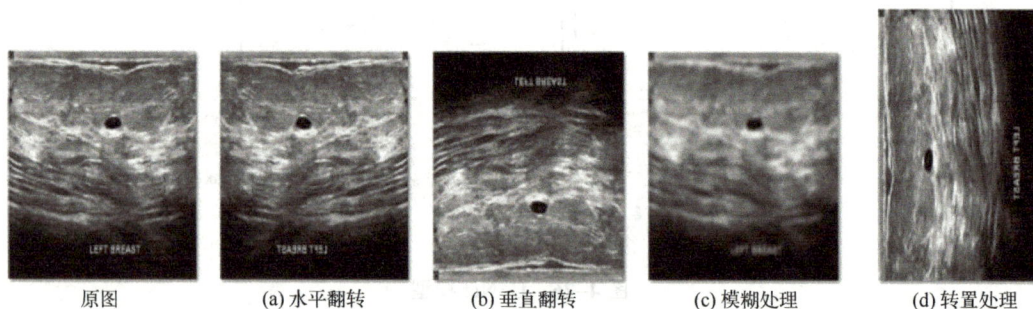

原图　　　　　(a) 水平翻转　　　　(b) 垂直翻转　　　　(c) 模糊处理　　　　(d) 转置处理

图 4-27　数据增强效果

表 4-5　乳腺超声图像数据分类及数量

数据类型	原始图像数量	增强后的图像数量
良性	437	3365
恶性	210	1674
正常	133	133

（五）实验结果分析

在本实验中，使用深度学习 PyTorch 框架构建模型并完成实验。读入图片先进行图片预处理和数据增强，然后准备开始进行模型训练，选用 AdaW+OneCycleLR 进行优化，利用交叉熵损失函数计算 loss。训练环境为 Intel(R)Iris(R) Xe Graphics、NVIDIA GeForce MX450、pytorch 11.12.1、python 3.9、cuda 11.6、cudnn 8.0。使用训练集和测试集进行模型训练，实验的 epoch 为 60，batch size 设置为 4。在实验中，保存精确率最高的权重。实验中的评价指标包括 MPA，MIoU 和 F1-score。

1. MPA(Mean Precision Accuracy) 类别平均像素准确率。含义：平均准确率是对每个类别的像素准确率进行求平均，以得到分割模型在各类别上的平均性能。分别计算每个类被正确分类像素数的比例，然后累加求平均。

$$MPA = \frac{SUM(p_i)}{类别数} \qquad (4-6)$$

2. mIOU（均交并比） 含义：模型对每一类预测的结果和真实值的交集与并集的

比值，求和再平均的结果。

以求二分类的 mIOU 为例。

$$\text{mIOU} = \frac{(\text{IoU正例p} + \text{IoU反例n})}{2} = (\frac{TP}{TP + FP + FN} + \frac{TN}{TN + FN + FP})/2 \quad （4-7）$$

$F1\text{-score}$ 和召回率在第二章已有介绍，本例中具体的实验结果如表 4-6 所示，可视化结果如图 4-28 ～图 4-31 所示。

表 4-6 模型详细的性能指标

模型	MPA	mIOU	$F1\text{-score}$	Recall
U-net	0.91	0.82	0.94	0.88

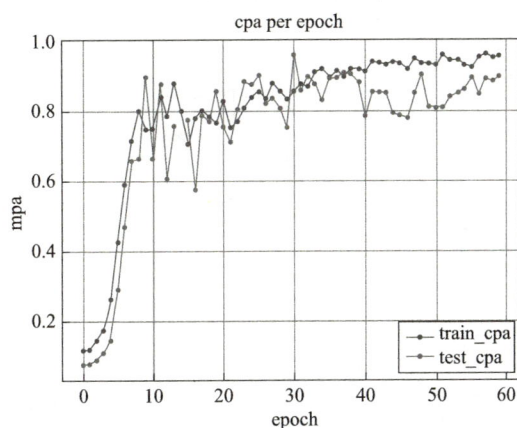

图 4-28 类别平均像素准确率曲线

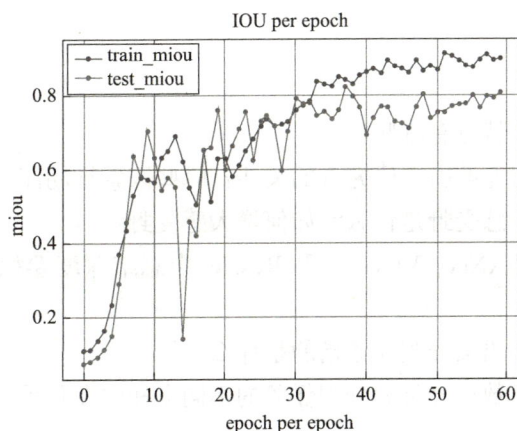

图 4-29 mIOU 曲线

实验结果表明，基于 U-net 的网络训练乳腺癌超声数据集具有较高的分割精度。在医学图像分析中，借助深度学习超强的特征提取能力，进一步优化定位、推理与分割问题，可以显著优化医生的诊断和治疗过程。

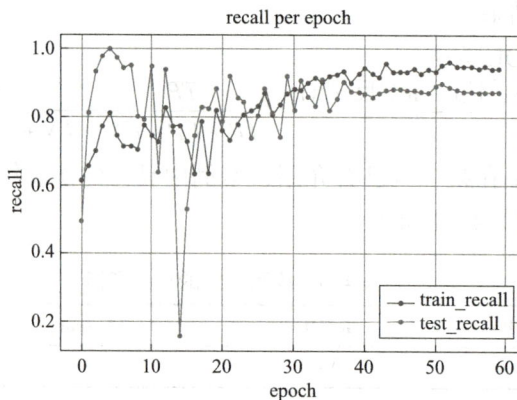

图 4-30　召回率变化曲线

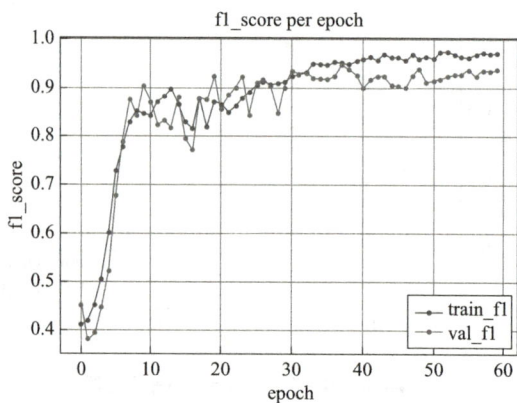

图 4-31　*F*1-score 变化曲线

扫二维码
查看原图

【复习思考题】

1. 深度学习的主要特点有哪些？

2. 为什么深度学习能够引起研究者的关注？哪些因素推动深度学习的爆发式发展？

3. 卷积神经网络中感受野是什么？如何增大感受野？

4. 试从 LeNet、AlexNet、VGGNet 和 ResNet 中总结深度卷积神经网络的发展演变规律。

5. 图像分类任务和语义分割任务指的是什么？

6. 简述乳腺癌超声数据分类和分割任务的不同点和内在联系。

第五章　强化学习概述　▷▷▷

强化学习（reinforcement learning）是机器学习领域的一个分支，是让计算机通过不断地尝试，从错误中学习，最后找到规律，学会达到目的的方法。

实际中的强化学习例子有很多。比如近期最有名的 AlphaGo，让计算机在不断的尝试中更新自己的行为准则，从而一步步学会如何下好围棋，如何操控游戏得到高分。机器第一次在围棋场上战胜人类高手。

第一节　强化学习简介

一、强化学习的组成元素

强化学习是在与环境的交互当中为了达成一个目标而进行的学习过程，主要关注智能体如何在环境中采取不同的行动，以最大限度地提高累积奖励。其组成元素主要有：智能体、环境、目标、状态、动作、奖励、策略、价值。

1. 智能体（agent）　强化学习中与环境进行互动的主体，作为学习者或者决策者，也称为主体、代理、玩家。

2. 环境（environment）　强化学习智能体以外的一切，主要由状态集合组成。环境信息的表示也称为模型。

3. 目标（goal）　智能体自动寻找在连续时间序列里的最优策略，而最优策略通常指最大化长期累积奖励。

4. 状态（state）　一个表示环境的数据，状态集则是环境中所有可能的状态。智能体在时间步 t 时会处于某种状态，记为 S_t，这个状态包括了所有的相关信息。

对于围棋游戏来说，状态就是棋盘上 361 个落子点的状态的整体。对于每一个落子点，可以有黑棋、白棋、空三种状态，整个围棋的状态从理论上讲有 3 的 361 次方种。

5. 动作（action）　智能体可以做出的动作，动作集则是智能体可以做出的所有动作。智能体在时间步 t 执行的动作记为 A_t。

比如在围棋游戏中，黑棋先走，当前的状态是棋盘上没有落子，黑棋则可以采取 361 种可能的动作，即可以在任何一个位置落子。当黑棋采取了一个动作（放置一枚棋子），状态将会发生变化。同时白棋放置一枚棋子，就进入了下一个状态。黑棋再次做出动作，状态和动作的往复就构成了强化学习的主体内容。

6. 奖励（reward）　智能体在一个状态下采取了特定的动作之后，获得的正或负的即时反馈称为奖励信号，奖励集则是智能体可以获得的所有反馈信息。智能体在时间步 t 时获得的奖励记为 R_t。

在强化学习中，奖励通常是一个实数，并且可能为 0。比如在围棋中，智能体的目标是赢得棋局，则只有在达到赢棋的状态时才会有一个大于 0 的奖励。可以规定，赢棋的奖励为 1，输棋或者和棋的奖励为 0。而在棋局结束之前，任何一次动作得到的奖励都是 0。奖励是由最终目标决定的，目标不同奖励机制不同。围棋中如果对吃掉对方的子进行奖励，那么强化学习的结果就会倾向于吃掉对方的子，而围棋获胜的条件是围地，而不是吃子，一味地吃子可能会适得其反。所以说，根据最终的目标合理地设置奖励对于强化学习来说很重要。反之，强化学习的目的，则是最大化总的奖励，也就是整个游戏过程中所获得的奖励之和。奖励是一个即时的反馈，而目标是一个长远的结果。

7. 策略（policy）　策略是环境中状态到动作的映射，是指在某一个状态下应该采取什么样的动作。

策略可以定义为数学上的函数映射或查询表。它的自变量，也就是输入是一个状态，而因变量，也就是输出则是一个动作。在围棋中，将当前棋盘的状态告诉这个策略函数，它则会告诉你下一步应该在哪里落子。强化学习要达到的最终效果就是一个好的策略。对于不同的策略我们用两种不同的符号表示。一种是确定性策略，表示为 $a = \pi(s)$，标识出一个状态下采取的动作；一种是随机策略，表示为 $\pi(a|s) = P(A_t = a | S_t = s)$，标识出一个状态 s 下采取动作的概率 a。

8. 价值（value）　是对于未来累积奖励的预测，用于评估在给定策略下状态的好坏。价值同样是一个函数，并且策略函数取决于价值函数。

价值函数通常有以下两种：

（1）状态价值函数（state value）　它的输入是一个状态，而输出则是一个实数。这个实数为这个状态的价值。价值指的是预期将来会得到的所有奖励之和，也就是处于当前这一状态的情况下，智能体在将来能够得到的所有奖励的一个期望值。智能体的目标就是得到的奖励之和尽可能大，因此，通过状态价值函数，智能体应该选择进入价值尽可能大的状态，而这是通过特定的动作实现的。这就是状态价值函数决定了智能体的策略。

状态价值函数记为公式 5-1：

$$V_\pi(s) = \mathbb{E}_\pi[R_{t+1} + \gamma R_{t+2} + \gamma^2 R_{t+3} + \cdots | S_t = s] \tag{5-1}$$

策略 π 在状态 s 时的价值为未来收益的期望值，即不同情况下收益的平均。γ 为折扣系数，为 0～1 之间的值，用于逐步降低后期收益的影响。

（2）动作价值函数（action value）　它指的不单单是一个状态所对应的价值，而是在特定状态下，采取某种行动所具有的价值。同样，价值也是在将来能够得到的所有奖励的一个期望值。显然，在一个特定的状态下，根据动作价值函数，智能体应该选择价值最大的那个动作，这就是动作价值函数决定了智能体的策略。

强化学习所要学习的东西，实际上就是一个好的价值函数，而一个好的价值函数决定了一个好的策略。

二、强化学习的基本框架

强化学习主要由智能体和环境组成。智能体执行了某个动作后，环境将会转换到一个新的状态，对于该新的状态环境会给出奖励信号（正奖励或者负奖励）。随后，智能体根据新的状态和环境反馈的奖励，按照一定的策略执行新的动作。从而，智能体通过状态、动作、奖励与环境进行交互。其基本框架如图 5-1 所示。强化学习是马尔可夫决策过程。假设图中环境当前处于时刻 t 的状态记为 s_t，智能体在环境中执行某动作 a_t，这时候该动作 a_t 改变了环境原来的状态并使得智能体在时刻 $t+1$ 到达新的状态 s_{t+1}，在新的状态使得环境产生了反馈奖励 r_{t+1} 给智能体。智能体基于新的状态 s_{t+1} 和反馈奖励 r_{t+1} 执行新的动作 a_{t+1}，如此反复迭代地与环境通过反馈信号进行交互。

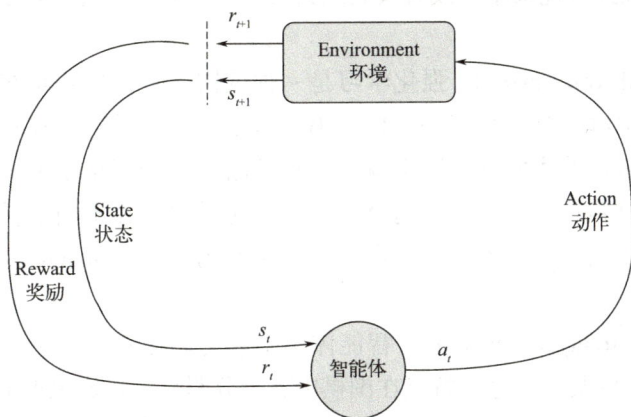

图 5-1　强化学习的基本流程

上述过程的最终目的是让智能体最大化累积奖励（cumulative reward），公式 5-2 为累积奖励 G：

$$G = r_1 + r_2 + ... + r_n \tag{5-2}$$

在上述过程中，如何根据状态 s_t 和奖励 r_t 选择动作的规则，称为策略 π。其中，价值函数（value function，简写为 v）用于衡量在给定状态下智能体能获得的长期累积奖励的期望值。

我们以围棋为例，阐述一下强化学习的基本流程。围棋游戏中，智能体可以认为就是玩家或者机器人。环境就是包括整个棋盘以及对手等信息，目标就是赢得这局棋。状态是棋盘上棋子的分布情况。最初我们所处的状态是棋盘上没有落子的状态，我们称为State1。假如机器人执白棋先走，其作为玩家在当前这一状态下，需要做出某种动作，比如在星位落子，这就是一个动作，我们称为 Action1。在机器人采取了这个动作之后，会得到一个即时的反馈，也就是奖励 Reward1。对于围棋，一个好的强化学习模型，奖励应该是 0，除非达到赢棋的最终状态。所以说这里的奖励是 0。这样智能体在一个状态中采取了一个动作，这个动作会得到一个奖励，同时环境会对这个动作做出响应，比如对手落子小目，这就进入了下一个状态 State2，一颗黑棋在一个角的星位，一颗白棋在另一角的小目。接下来就是下一个动作 Action2，Reward2，再进入 State3，如此下去，直到棋局结束。在我们处于每个状态时，我们应该在哪里落子，即采取什么动作，这就是策略问题，而策略是由价值决定的。比如处于 State1 时，我们可以采取的动作有 361 种，这 361 种动作都有对应的价值。在一个状态下，可能的动作所对应的价值，就是动作价值。价值是将来所能得到的所有奖励之和的期望值。在围棋中，如果规定赢棋的奖励为 1，输棋或者和棋的奖励为 0，那么价值实际上就是赢棋的概率。策略是选择价值最大，也就是赢棋的概率最大的动作。

三、强化学习的关键特征

强化学习就是不断地根据环境的反馈信息进行试错学习，进而调整优化自身的状态信息，其目的是找到最优策略，或者找到最大奖励的过程。强化学习还有几个关键特性需要注意。

1. 试错（trial and error） 强化学习是一种试错学习，也就是在不断的尝试中去学习。现在我们学习围棋，拿着一本棋谱书。这本棋谱告诉我们在什么情况下应该怎么落子。这个棋谱告诉我们的实际上就是一种策略。这个策略是围棋的先辈们通过不断地尝试不断地对弈总结出来的。这就是一种强化学习，在不断下棋的过程中，去学习哪一步棋的价值最大，在不同的情况下应该怎么落子。AlphaGo 经历的就是这样的过程。

2. 延迟奖励（delayed reward） 智能体所采取的动作不仅会影响当前的奖励，还会作用到未来状态的奖励。这一特点在围棋中就十分明显，玩家采取的动作得到的奖励基本上都是 0，直到最后获得胜利，也就是说动作没有对应即时的奖励，但是每一步棋对于最后的胜利都是有贡献的，这就导致一个动作可能没有奖励，但是它一定有价值。不过一个动作所有的价值，只有在得到了奖励之后才能真正得到体现，而这个奖励可能发生在一段时间之后，在玩家采取了很多动作之后，这就是延迟奖励。在实际得到奖励之后，我们知道以前所采取的动作都对这个奖励有所贡献，我们需要去学习过去的动作所具有的价值。

3. 探索 – 利用（exploration & exploitation） 我们有了一个动作价值函数，在做动作时，我们倾向于选择价值最大的那一个动作，这种选择被称为贪婪策略（greedy policy）。如果按照贪婪策略来选择动作，我们称为利用，即利用现有的经验来做出选择；如果选择其他价值不是最高行为，我们称为探索，即探索其他行为可能带来的价值。利用可以在当前的时间节点做出价值最大的选择；然而可能有些选择在长期看来有更高的价值，但在当前时间节点却不是价值最高的，这时候就需要用探索的策略去探索这些行为，来获得长期的最大收益。利用是选择当前利益最大的选项，考虑眼下的收益；而探索是去尝试其他选项，考虑长远的收益。探索和利用之间的权衡是强化学习中的一个核心问题。一般在强化学习的开始阶段，使用较多探索策略，充分探索整个假设空间；随着学习的进行，我们学习的策略越来越成熟，因而使用较多的利用策略，选择当下价值最大的行为。

AlphaGo 的出现给围棋界带来了很多前所未有的新定式、奇特的走法。人类通过几千年的强化学习，认为在某些状态下，一些走法的价值不大，AlphaGo 凭借其先进的强化学习算法，颠覆了这一观念，揭示出这些曾被忽视的棋步实则蕴含着深远的战略意义和高昂的价值。为什么以前我们没有发现这些走法的价值呢？围棋智慧虽历经千年锤炼，但受限于既有认知框架与探索深度的不足，仍有许多未被发掘的潜力与可能性。AlphaGo 的成就提醒我们，在追求效率与优化的同时，保持对未知领域的探索精神至关重要。

第二节　强化学习算法分类

一、有模型和无模型

1. 有模型的方法　可以在未经历场景之前，对各种行为进行预判，从而决定采取何种动作。这是强化学习中对环境建立模型的方法来解决强化学习的问题。

2. 无模型的方法　是没有提前预设地反复试错，是没有目标的规划。这是无环境模型来解决强化学习问题。

常见的无模型的方法有 Q-Learning、Sarsa、Policy Gradients。

二、基于概率和基于价值

1. 基于概率的方法　是指智能体根据模型输出的采取每个动作的概率采取行动。选取某个动作是随机的，只是每个动作被选取的概率不同，但同样有可能被选中。

2. 基于价值的方法　是指智能体根据模型输出的采取每个动作得到的价值采取行动，选取最高价值对应的动作。

基于概率的方法可以通过使用概率分布处理连续类型的动作决策，而基于价值的方法则只能处理离散类型的动作决策，也存在将基于概率和基于价值结合的方法。

三、回合更新和单步更新

1. 回合更新的方法　是指智能体在整个回合结束后再进行总结，更新行为准则。其中包括了很多步骤。常见的基于回合更新的方法有 Policy Gradients、Monte-Carlo Learning。

2. 单步更新的方法　是指智能体在强化学习算法中每执行一步就更新一次行为准则，并没有等待整个回合结束后再更新。常见的单步更新的方法有 Q-Learning、Sarsa、升级版的 Policy Gradients。

四、在线学习和离线学习

1. 在线学习　是指智能体一边采取动作一边学习，类似于网络上在线的意思，即必须在场。常见的在线学习方法有 Sarsa、Sarsa(λ)。

2. 离线学习　是指智能体可以在其他时间学习，可以学习自己或其他人过去的经验。常见的离线学习方法有 Q-Learning、Deep Q-Learning。

第三节　强化学习算法

强化学习问题可以表示为马尔可夫决策过程，我们首先介绍一下马尔可夫决策过程，然后介绍一些比较出名的算法：动态规划、Sarsa、Q-Learning 等。

一、马尔可夫决策过程

马尔可夫决策过程（Markov decision processes，MDP）是强化学习问题在数学上的理想化形式，几乎所有的强化学习问题都可以在数学上表示为马尔可夫决策过程。我们从马尔可夫过程、马尔可夫奖励过程、马尔可夫决策过程三方面来描述。

（一）马尔可夫过程

马尔可夫性质是指未来只与当前时刻的状态有关，与历史无关。

状态 S_t 具有马尔可夫性，当且仅当 $\mathbb{P}[S_{t+1}|S_t]=\mathbb{P}[S_{t+1}|S_1,\ldots,S_t]$。给定 $S_1,\ldots,S_t$，S_{t+1} 产生的概率等于只有 S_t 情况下 S_{t+1} 产生的概率。可以理解为当前状态包含了历史所有信息，这种状态也称为马尔可夫状态。

对于马尔可夫状态 s 与其后继状态 s'，它们的状态转移概率表示为公式 5-3：

$$\mathcal{P}_{ss'}=\mathbb{P}[S_{t+1}=s'\,|\,S_t=s] \tag{5-3}$$

我们用状态转移矩阵 $\mathcal{P}$ 来定义马尔可夫状态 s 到其所有后继状态 s' 的转移概率。矩阵中每一行的总和为 1，如公式 5-4。

$$\mathcal{P}=\begin{bmatrix} \mathcal{P}_{11} & \cdots & \mathcal{P}_{1n} \\ \vdots & & \vdots \\ \mathcal{P}_{n1} & \cdots & \mathcal{P}_{nn} \end{bmatrix} \tag{5-4}$$

有限状态的集合和状态转移矩阵就构成了马尔可夫过程，也称为马尔科夫链，用元组（$\mathcal{S},\mathcal{P}$）表示，$\mathcal{S}$ 是有限状态的集合，$\mathcal{P}$ 是状态转移矩阵。

本章节我们用悬崖漫步游戏的例子来阐述算法的细节。该游戏可以用表 5-1 表示，取任意点为起始位置，√处为终点，灰色的格子表示陷阱。从起始点出发到达终点或者陷阱处游戏结束，到达终点则赢，到达陷阱则输。游戏的目标是以最短的路径到达终点。

表5-1　悬崖漫步游戏

	0	1	2	3	4	5	6	7	8	9
0										
1										
2										
3											√

该游戏有 40 个状态,上下左右四个动作,我们先假设每个状态下四个动作执行的概率是均等的,即均为 0.25。我们可以用状态集合和状态转移矩阵表示其马尔可夫过程。我们先对状态进行编号,整个游戏有 40 个状态。

状态集合 $\mathcal{S} = \{s_1, s_2, ..., s_{40}\}$,编号如表 5-2 所示。

表5-2　游戏状态编号

	0	1	2	3	4	5	6	7	8	9
0	1	2	3	4	5	6	7	8	9	10
1	11	12	13	14	15	16	17	18	19	20
2	21	22	23	24	25	26	27	28	29	30
3	31	32	33	34	35	36	37	38	39	40

智能体处于状态 s_1 时,向上或者向左会返回至 s_1,向右会到达 s_2,向下会到达 s_{11}。状态转移矩阵 $\mathcal{P}$ 如表 5-3 所示。

表5-3　状态转移矩阵

	1	2	3	4	⋯	11	⋯	40
1	0.5	0.25	0	0	⋯	0.25	⋯	0
2	0.25	0.25	0.25	0	⋯	0	⋯	0
3	0	0.25	0.25	0.25	⋯	0	⋯	0
4	0	0	0.25	0.25	⋯	0	⋯	0
⋮	⋮	⋮	⋮	⋮	⋮	⋮	⋮	⋮
11	0.25	0	0	0	⋯	0.25	⋯	0
⋮	⋮	⋮	⋮	⋮	⋮	⋮	⋮	⋮
40	0	0	0	0	⋯	0	⋯	0.5

从初始状态开始,我们可以从马尔可夫链中采样一些子序列,也就是尝试不同的走法,得到不同的状态序列,每个状态序列我们称为一个回合。例如下面就是几个回合:

$s_{31}s_{32}$

$s_{31}s_{21}s_{11}s_{12}s_{13}\,s_{14}\,s_{15}\,s_{16}\,s_{17}\,s_{18}\,s_{19}\,s_{20}\,s_{30}\,s_{40}$

$s_{31}s_{21}s_{11}s_{12}s_{13}\,s_{14}\,s_{15}\,s_{25}\,s_{35}$

这些回合也是智能体试错的过程,在经历了大量试错后智能体找出奖励值尽可能高的走法。下面我们介绍奖励过程。

(二)马尔可夫奖励过程

马尔可夫奖励过程是具有价值的马尔可夫过程,由元组($\mathcal{S},\mathcal{P},\mathcal{R},\gamma$)构成。$\mathcal{S}$ 是有限状态的集合。$\mathcal{P}$ 是状态转移矩阵,$\mathcal{P}_{ss'} = \mathbb{P}[\mathcal{S}_{t+1} = s' \mid \mathcal{S}_t = s]$。$\mathcal{R}_s$ 是奖励函数,$\mathcal{R}_s = \mathbb{E}[R_{t+1} \mid \mathcal{S}_t = s]$。$\gamma$ 是折扣因子,$\gamma \in [0,1]$。

奖励函数是到达状态S_t后系统给的奖励值R_{t+1}的期望。数学期望是一种数字特征，反映随机变量平均取值的大小。每个回合到达状态S_t时系统给的奖励可能不一样，所以取其期望值，如果到达状态S_t时系统给的奖励是固定值，就不用再通过期望值求其平均了。

在悬崖漫步游戏的例子中，初始我们可以设置终点s_{40}状态的奖励为0，处于陷阱的状态奖励为–100，其他状态的奖励值为–1。目的是让智能体尽快走到终点，尽量避免走入陷阱。这里每个状态的奖励值都是固定值，不需要再算期望。如表5–4所示。

表5–4   状态的初始奖励值

	0	1	2	3	4	5	6	7	8	9
0	–1	–1	–1	–1	–1	–1	–1	–1	–1	–1
1	–1	–1	–1	–1	–1	–1	–1	–1	–1	–1
2	–1	–1	–1	–1	–1	–1	–1	–1	–1	–1
3	–1	–100	–100	–100	–100	–100	–100	–100	–100	0

折扣因子是在求奖励之和用到的衰减系数。在一个马尔可夫奖励过程中，从t时刻的状态s_t开始，直至终止状态时，所有奖励的衰减之和G_t称为回报（Return），记为：$G_t = R_{t+1} + \gamma R_{t+2} + \cdots = \sum_{k=0}^{\infty} \gamma^k R_{t+k+1}$。

折扣因子γ的使用可以有效地避免有环的马尔可夫过程计算收益时出现无限循环，同时也体现了即时奖励比延时奖励更重要，也可以表达未来的不确定性。当$\gamma = 0$时就表示只看眼前收益。

同一个状态在不同回合中得到的回报可能是不一样的，这个状态好还是不好，不能仅从一次回报中给出结论，我们就需要对不同回合中得到的回报进行平均，求其期望值。这就要用到价值函数。

在马尔可夫奖励过程中，一个状态的期望回报被称为这个状态的价值函数。价值函数给出了状态的长期价值，其输入为某个状态，输出为这个状态的价值，表示为公式5–5：

$$v(s) = \mathbb{E}[G_t \mid S_t = s] \tag{5-5}$$

当折扣因子$\gamma = 0$时，状态的价值就等于状态的奖励值。一个状态的价值显示了该状态的未来收益，决定了状态的优劣。

如何求解价值函数，我们把回报G_t的公式代入价值函数$v(s)$的公式，就可以得出$v(S_t)$与$v(S_{t+1})$之间的关系，也称为贝尔曼方程。表示如公式5–6：

$$v(s) = \mathbb{E}[R_{t+1} + \gamma v(S_{t+1}) \mid S_t = s] \tag{5-6}$$

这里把价值函数分解为两个部分，即时奖励R_{t+1}和后继状态的折扣值$\gamma v(S_{t+1})$。

我们用s'表示s状态下一时刻任一可能的状态，代入状态转移矩阵$\mathcal{P}_{ss'} = \mathbb{P}[S_{t+1} = s' \mid S_t = s]$和奖励函数$\mathcal{R}_s = \mathbb{E}[R_{t+1} \mid S_t = s]$，贝尔曼方程还可以写为公式5–7：

$$v(s) = \mathcal{R}_s + \gamma \sum_{s' \in \mathcal{S}} \mathcal{P}_{ss'} v(s') \tag{5-7}$$

这个公式就是一个可以实现计算的式子了。如何计算呢？我们可以用矩阵的形式来表示贝尔曼方程，如公式 5-8 所示：

$$v = \mathcal{R} + \gamma \mathcal{P} v \tag{5-8}$$

其中 v 是一个列向量，表示所有状态的价值列表，该公式的详细描述如公式 5-9 所示：

$$\begin{bmatrix} v(1) \\ \vdots \\ v(n) \end{bmatrix} = \begin{bmatrix} \mathcal{R}_1 \\ \vdots \\ \mathcal{R}_n \end{bmatrix} + \gamma \begin{bmatrix} \mathcal{P}_{11} & \cdots & \mathcal{P}_{1n} \\ \vdots & & \vdots \\ \mathcal{P}_{n1} & \cdots & \mathcal{P}_{nn} \end{bmatrix} \begin{bmatrix} v(1) \\ \vdots \\ v(n) \end{bmatrix} \tag{5-9}$$

利用即时奖励、折扣因子、转移矩阵可以求解出所有状态的价值列表，即公式 5-10：

$$v = (I - \gamma \mathcal{P})^{-1} \mathcal{R} \tag{5-10}$$

这种求解方式仅适用于小型马尔可夫奖励过程（Markov reward process，MRP），对于大型 MRP，有很多迭代方法，比如动态规划、蒙特卡洛评估、时序查分学习等。

（三）马尔可夫决策过程

马尔可夫决策过程是具有决策的马尔可夫奖励过程，其所有状态满足马尔可夫性质，由元组（$\mathcal{S}, \mathcal{A}, \mathcal{P}, \mathcal{R}, \gamma$）构成。$\mathcal{S}$ 是有限状态的集合。$\mathcal{A}$ 是有限动作的集合。$\mathcal{P}$ 是状态转移矩阵，$\mathcal{P}_{ss'}^a = \mathbb{P}[\mathcal{S}_{t+1} = s' | \mathcal{S}_t = s, \mathcal{A}_t = a]$。$\mathcal{R}_s$ 是奖励函数，$\mathcal{R}_s^a = \mathbb{E}[R_{t+1} | \mathcal{S}_t = s, \mathcal{A}_t = a]$。$\gamma$ 是折扣因子，$\gamma \in [0,1]$。

$\mathcal{P}_{ss'}^a$ 为在状态 s 下做 a 动作转移到状态 s' 的概率。$\mathcal{R}_s^a$ 为在状态 s 下做 a 动作获得的奖励。在一个状态下可以选择做不同的动作，做不同的动作或者做相同的动作都有可能进入不同的状态。也就是说在状态 s 下，可以选择动作 a 也可以选择动作 b，选择了动作 a，有可能进入状态 s'，也有可能进入状态 s''。在一个状态下选择哪个动作呢？不同的智能体具有不同的策略来决定自己的行为。

策略　是一个函数，表示输入状态为 s 的情况下采取动作 a 的概率，记为 π，即公式 5-11：

$$\pi(a|s) = \mathbb{P}[\mathcal{A}_t = a | \mathcal{S}_t = s] \tag{5-11}$$

策略定义了智能体的行为。在马尔可夫决策过程中，策略仅取决于当前状态，和历史记录无关。

我们可以表示出策略 π 下的马尔可夫过程（$\mathcal{S}, \mathcal{P}^\pi$）和马尔可夫奖励过程（$\mathcal{S}, \mathcal{P}^\pi, \mathcal{R}^\pi, \gamma$）其中转移矩阵中的值和状态的奖励值表示如公式 5-12、公式 5-13：

$$\mathcal{P}_{ss'}^\pi = \sum_{a \in \mathcal{A}} \pi(a|s) \mathcal{P}_{ss'}^a \tag{5-12}$$

$$\mathcal{R}_s^\pi = \sum_{a \in \mathcal{A}} \pi(a|s) \mathcal{R}_s^a \tag{5-13}$$

同样也可以给出策略 π 下的价值函数。

在马尔可夫决策过程中，一个状态价值函数 $v_\pi(s)$ 是从状态 s 出发，遵循策略 π 得到的期望回报，记为公式 5–14：

$$v_\pi(s) = \mathbb{E}_\pi \left[G_t \mid S_t = s \right] \tag{5-14}$$

状态价值函数可以区别不同的策略，显示出不同策略下状态的价值。一个好的策略可能会看到一些不起眼状态的好，实现长远布局。但是在同一个状态下哪个动作好呢？我们再来给出动作价值函数。

在马尔可夫决策过程中，一个动作价值函数 $q_\pi(s,a)$ 是从状态 s 开始，遵循策略 π，对当前状态 s 执行动作 a 得到的期望回报，表示为公式 5–15：

$$q_\pi(sa) = \mathbb{E}_\pi \left[G_t \mid S_t = s, A_t = a \right] \tag{5-15}$$

我们也可以将状态价值函数和动作价值函数写为当前状态和下一状态之间的关系形式，称为贝尔曼期望方程。

状态价值函数可以分解为即时奖励加上后继状态的价值函数的折扣值，即公式 5–16：

$$v_\pi(s) = \mathbb{E}_\pi \left[R_{t+1} + \gamma v_\pi(S_{t+1}) \mid S_t = s \right] \tag{5-16}$$

动作价值函数可以进行类似的分解，即公式 5–17：

$$q_\pi(sa) = \mathbb{E}_\pi \left[R_{t+1} + \gamma q_\pi(S_{t+1}, A_{t+1}) \mid S_t = s, A_t = a \right] \tag{5-17}$$

我们可以得出状态价值函数与动作价值函数之间的关系，如公式 5–18、公式 5–19 所示：

$$v_\pi(s) = \sum_{a \in \mathcal{A}} \pi(a \mid s) q_\pi(s, a) \tag{5-18}$$

$$q_\pi(s,a) = \mathcal{R}_s^a + \gamma \sum_{s' \in \mathcal{S}} \mathcal{P}_{ss'}^a v_\pi(s') \tag{5-19}$$

进一步推导，可以得出公式 5–20、公式 5–21：

$$v_\pi(s) = \sum_{a \in \mathcal{A}} \pi(a \mid s) \left(\mathcal{R}_s^a + \gamma \sum_{s' \in \mathcal{S}} \mathcal{P}_{ss'}^a v_\pi(s') \right) \tag{5-20}$$

$$q_\pi(s,a) = \mathcal{R}_s^a + \gamma \sum_{s' \in \mathcal{S}} \mathcal{P}_{ss'}^a \sum_{a' \in \mathcal{A}} \pi(a' \mid s') q_\pi(s', a') \tag{5-21}$$

我们再来求最优状态价值函数和最优动作价值函数。

最优状态价值函数是所有策略产生的状态价值函数中，使状态 s 价值最大的函数公式 5–22：

$$v_*(s) = \max_\pi v_\pi(s) \tag{5-22}$$

最优动作价值函数是指所有策略产生的动作价值函数中，使状态 – 行为 (s,a) 对价值最大的函数公式 5–23：

$$q_*(s,a) = \max_\pi q_\pi(s,a) \tag{5-23}$$

最优价值函数明确了马尔可夫决策过程的最优可能表现，一旦确定，马尔可夫决策过程就完成了求解。

当且仅当对于任意的状态 s 都有 $v_\pi(s) \geqslant v_{\pi'}(s)$ 时，记作 $\pi \geqslant \pi'$。

在有限状态和动作的 MDP 中，至少存在一个策略不劣于其他所有的策略就是最优策略，即公式 5-24：

$$\pi_* \geqslant \pi, \ \forall_\pi \qquad (5-24)$$

所有的最优策略具有相同的最优状态价值函数 $v_{\pi_*}(s) = v_*(s)$。

所有的最优策略具有相同的动作价值函数 $q_{\pi_*}(s,a) = q_*(s,a)$。

通过最大化 $q_*(s,a)$ 来找最优策略，即公式 5-25：

$$\pi_*(a|s) = \begin{cases} 1 & \text{当} a = \arg\max_{a \in A} q_*(s,a) \\ 0 & \end{cases} \qquad (5-25)$$

任何 MDP 都有确定性的最佳策略。

贝尔曼期望方程如公式 5-26、公式 5-27 所示：

$$v_\pi(s) = \sum_{a \in \mathcal{A}} \pi(a|s) q_\pi(s,a) \qquad (5-26)$$

$$q_*(s,a) = \mathcal{R}_s^a + \gamma \sum_{s' \in \mathcal{S}} \mathcal{P}_{ss'}^a v_*(s') \qquad (5-27)$$

最优策略下得到的贝尔曼最优方程如公式 5-28、公式 5-29 所示：

$$v_*(s) = \max_a q_*(s,a) \qquad (5-28)$$

$$q_\pi(s,a) = \mathcal{R}_s^a + \gamma \sum_{s' \in \mathcal{S}} \mathcal{P}_{ss'}^a v_\pi(s') \qquad (5-29)$$

递推可得公式 5-30、公式 5-31：

$$v_*(s) = \max_a \left(\mathcal{R}_s^a + \gamma \sum_{s' \in \mathcal{S}} \mathcal{P}_{ss'}^a v_*(s') \right) \qquad (5-30)$$

$$q_*(s,a) = \mathcal{R}_s^a + \gamma \sum_{s' \in \mathcal{S}} \mathcal{P}_{ss'}^a \max_{a'} q_*(s',a') \qquad (5-31)$$

贝尔曼最优方程是非线性的，不能使用与策略优化相同的直接矩阵解决方案。可通过一些迭代方法来解决，如价值迭代、策略迭代、Q 学习、Sarsa 等。

二、动态规划

在已知模型结构（包括状态转移概率、回报等）的基础上，可以用动态规划来求解马尔可夫决策过程，即用规划方法进行策略评估和策略改进，最终获得最优策略。

（一）策略评估

策略评估要解决的问题是，给定一个策略 π，计算在该策略下的价值函数 V_π。其输入为一个马尔可夫决策过程模型 $<S,A,P,R,\gamma>$ 和一个策略 π，输出基于当前策略 π 的所有状态的价值函数 V_π。

依据贝尔曼期望方程，当前状态的价值函数可以利用后继状态的价值函数得到，反复迭代公式直至收敛如公式 5-32。

$$v_\pi(s) = \sum_{a \in \mathcal{A}} \pi(a|s)(\mathcal{R}_s^a + \gamma \sum_{s' \in \mathcal{S}} \mathcal{P}_{ss'}^a v_\pi(s')) \tag{5-32}$$

以悬崖漫步游戏（表 5-1）的例子来展示迭代过程，为方便编程实现，我们重新定义状态编号。

状态集合：$S=\{s(0,1), s(0,2), s(0,3), \cdots, s(3,9)\}$，共计 40 个状态。

动作为上（up）、下（down）、左（left）、右（right），分别记为 0、1、2、3。动作集合：$A=\{0, 1, 2, 3\}$。

假设初始策略为均匀随机策略，即：

$$\pi(up|*) = \pi(right|*) = \pi(down|*) = \pi(left|*) = 0.25$$

初始时，状态转移矩阵 $\mathcal{P}$ 如表 5-5 所示。

表 5-5　状态转移矩阵初始值

	S(0,0)	S(0,1)	S(0,2)	S(0,3)	⋯	S(1,0)	⋯	S(3,9)
S(0,0)	0.5	0.25	0	0	⋯	0.25	⋯	0
S(0,1)	0.25	0.25	0.25	0	⋯	0	⋯	0
S(0,2)	0	0.25	0.25	0.25	⋯	0	⋯	0
S(0,3)	0	0	0.25	0.25	⋯	0	⋯	0
⋮	⋮	⋮	⋮	⋮	⋯	⋮	⋯	⋮
S(1,0)	0.25	0	0	0	⋯	0.25	⋯	0
⋮	⋮	⋮	⋮	⋮	⋯	⋮	⋯	⋮
S(3,9)	0	0	0	0	⋯	0	⋯	0.5

首先评估给定随机策略下的价值函数，使用贝尔曼期望方程迭代计算直至价值函数收敛。初始所有状态价值函数全部为 0。到达终点状态的奖励值为 0，到达陷阱状态的奖励为 -100，到达其他状态的奖励值为 -1。这里每个状态的奖励值都是固定值。如表 5-6 所示。

表 5-6　状态的初始奖励值

	0	1	2	3	4	5	6	7	8	9
0	−1	−1	−1	−1	−1	−1	−1	−1	−1	−1
1	−1	−1	−1	−1	−1	−1	−1	−1	−1	−1
2	−1	−1	−1	−1	−1	−1	−1	−1	−1	−1
3	−1	−100	−100	−100	−100	−100	−100	−100	−100	0

折扣因子 $\gamma = 0.9$。

随机策略下，初始的价值函数 $v_0^\pi(s)$ 如表 5-7 所示。

表5-7　状态的初始价值函数

0	0	0	0	0	0	0	0	0	0
0	0	0	0	0	0	0	0	0	0
0	0	0	0	0	0	0	0	0	0
0	0	0	0	0	0	0	0	0	0

初始状态下迭代 1 次，求得价值函数 $v_1^\pi(s)$ 如表 5-8 所示。

例如状态 s_1 的价值求解，如公式 5-33 所示：

$$v_\pi(s_1) = \pi(up|s_1)\left(R_{s_1}^{up} + \gamma\left(1 \times v_\pi(s_1)\right)\right) + \pi(right|s_1)\left(R_{s_1}^{right} + \gamma\left(1 \times v_\pi(s_2)\right)\right) + \pi(down|s_1)$$

$$\left(R_{s_1}^{down} + \gamma\left(1 \times v_\pi(s_{11})\right)\right) + \pi(left|s_1)\left(R_{s_1}^{left} + \gamma\left(1 \times v_\pi(s_1)\right)\right) = -1$$

$$（5-33）$$

表5-8　迭代1次后的价值函数

	0	1	2	3	4	5	6	7	8	9
0	−1	−1	−1	−1	−1	−1	−1	−1	−1	−1
1	−1	−1	−1	−1	−1	−1	−1	−1	−1	−1
2	−1	−25.75	−25.75	−25.75	−25.75	−25.75	−25.75	−25.75	−25.75	−1
3	−25.75	0	0	0	0	0	0	0	0	0

迭代 2 次，求得价值函数 $v_2^\pi(s)$，如表 5-9 所示。

表5-9　迭代2次后的价值函数

	0	1	2	3	4	5	6	7	8	9
0	−1.9	−1.9	−1.9	−1.9	−1.9	−1.9	−1.9	−1.9	−1.9	−1.9
1	−1.9	−7.46875	−7.46875	−7.46875	−7.46875	−7.46875	−7.46875	−7.46875	−7.46875	−1.9
2	−13.0375	−31.99375	−37.5625	−37.5625	−37.5625	−37.5625	−37.5625	−37.5625	−31.99375	−7.24375
3	−37.5625	0	0	0	0	0	0	0	0	0

设置阈值为 0.0001 的情况下迭代 75 次收敛，求得价值函数 $v_{75}^\pi(s)$，如表 5-10 所示。

表5-10　迭代若干次收敛后的价值函数

	0	1	2	3	4
0	−27.22029	−28.47755	−29.55855	−30.15181	−30.30065
1	−33.61681	−36.86639	−38.73927	−39.55288	−39.75604
2	−47.2604	−58.57281	−61.75252	−62.69925	−62.91363
3	−66.15194	0	0	0	0
	5	**6**	**7**	**8**	**9**
0	−30.01689	−29.16455	−27.45212	−24.63962	−21.44716
1	−39.48214	−38.54247	−36.30893	−31.52633	−23.34256
2	−62.71653	−61.90002	−59.40786	−51.38166	−22.98442
3	0	0	0	0	0

（二）策略改进

对收敛的价值函数$v_{75}^{\pi}(s)$，使用贪心算法进行策略改进，求得$V_{75}^{\pi}(s)$对应的改进后的策略π_1如图5-2所示。

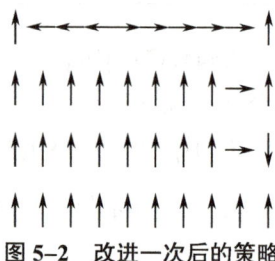

图5-2　改进一次后的策略

反复进行策略评估和策略改进，直到收敛。该例子中经过5次，达到收敛，得到的价值函数如表5-11所示。

表5-11　最终的价值函数

	0	1	2	3	4	5	6	7	8	9
0	−7.175705	−6.861894	−6.513216	−6.125795	−5.695328	−5.217031	−4.68559	−4.0951	−3.439	−2.71
1	−6.861894	−6.513216	−6.125795	−5.695328	−5.217031	−4.68559	−4.0951	−3.439	−2.71	−1.9
2	−6.513216	−6.125795	−5.695328	−5.217031	−4.68559	−4.0951	−3.439	−2.71	−1.9	−1
3	−6.861894	0	0	0	0	0	0	0	0	0

最优策略图5-3所示。

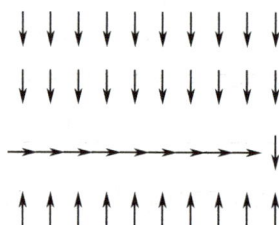

图5-3　最优策略

（三）核心代码

```
# 动态规划算法
import pandas as pd
import numpy as np
def get_state(row,col):
    if row !=3:
        return 'ground'
    if row==3 and col==0:
```

```
            return 'ground'
        if row==3 and col==11:
            return 'terminal'
        return 'trap'
def move(row,col,action):
    if get_state(row,col) in ['trap','terminal']:
        return row,col,0
    #上
    if action==0:
        row-=1
    #下
    if action==1:
        row+=1
    #左
    if action==2:
        col-=1
    #右
    if action ==3:
        col+=1
    #避免出界
    row=max(0,row)
    row=min(3,row)
    col=max(0,col)
    col=min(9,col)
    #如果是陷阱，奖励是 –100，否则均为 –1
    reward=-1
    if get_state(row,col)=='trap':
        reward=-100
    return row,col,reward
#计算在一个状态下执行动作的分数
def get_qsa(row,col,action):
    #在当前状态下执行动作，得到下一个状态和 reward
    next_row,next_col,reward=move(row,col,action)
    #计算下一个状态的分数，0.9 是折扣因子
    value=values[next_row,next_col]*0.9
    #如果下个状态是终点或者陷阱，则下一个状态的分数是 0
    if get_state(next_row,next_col) in ['trap','terminal']:
        value=0
    return value+reward
#策略评估
def get_values():
    #初始化一个新的 values，重新评估每个格子的分数
    new_values=np.zeros([4,10])
```

```
        # 遍历所有格子
        for row in range(4):
            for col in range(10):
                # 计算当前格子 4 个动作分别的分数
                action_value=np.zeros(4)
                for action in range(4):
                    action_value[action]=get_qsa(row,col,action)
                # 每个动作的分数和它的概率相乘
                action_value*=pi[row,col]
                # 最后这个格子的分数，等于该格子下所有动作的分数求和
                new_values[row,col]=action_value.sum()
        return new_values
# 策略改进
def get_pi():
    # 重新初始化每个格子下采取动作的概率，重新评估
    new_pi=np.zeros([4,10,4])
    # 遍历所有格子
    for row in range(4):
        for col in range(10):
            # 计算当前格子 4 个动作分别的分数
            action_value=np.zeros(4)
            # 遍历所有动作
            for action in range(4):
                action_value[action]=get_qsa(row,col,action)
            # 计算当前状态下，达到最大分数的动作有几个
            count=(action_value==action_value.max()).sum()
            # 让这些动作均分概率
            for action in range(4):
                if action_value[action]==action_value.max():
                    new_pi[row,col,action]=1/count
                else:
                    new_pi[row,col,action]=0
    return new_pi
# 初始化每个格子的价值
values=np.zeros([4,10])
pi=np.ones([4,10,4])*0.25
# 进行若干趟策略评估和策略改进
for _ in range(10):
    i=0
    while True:
        value_delta=0
        new_values=get_values()
        for row in range(4):
```

```
        for col in range(10):
            value_delta=max(value_delta,np.abs(values[row,col]-new_values[row,col]))
    values=new_values
    i+=1
    if value_delta<0.0001:
        break
print(values)
print(i)
pi=get_pi()
# 打印所有格子的动作倾向
for row in range(4):
    line=''
    for col in range(10):
        action=pi[row,col].argmax()
        action={0: ' ↑ ', 1: ' ↓ ', 2: ' ← ', 3: ' → '}[action]
        line+=action
    print(line)
```

价值迭代：
与策略迭代只有一处不同。

```
# 策略评估
def get_values():
    # 初始化一个新的 values，重新评估每个格子的分数
    new_values=np.zeros([4,10])
    # 遍历所有格子
    for row in range(4):
        for col in range(10):
            # 计算当前格子 4 个动作分别的分数
            action_value=np.zeros(4)
            for action in range(4):
                action_value[action]=get_qsa(row,col,action)
            # 价值迭代与策略迭代不同之处
            # 最后这个格子的分数，等于该格子下所有动作的最大分数
            new_values[row,col]=action_value.max()
    return new_values
```

扫一扫，查看：
动态规划算法案例
代码

三、Sarsa 算法

Sarsa 全称是 state-action-reward-state-action，目的是学习特定的 State 下，特定 Action 的价值 Q，最终建立和优化一个 Q 表格，以 State 为行，Action 为列，根据与环境交互得到的 Reward 来更新 Q 表格。更新公式 5-34：

$$Q(s_t,a_t) \leftarrow Q(s_t,a_t) + a\left[r_t + \gamma Q(s_{t+1},a_{t+1}) - Q(s_t,a_t)\right] \tag{5-34}$$

扫一扫，查看：
Sarsa 算法案例
代码

四、Q-Learning 算法

Q-Learning 是强化学习算法中基于价值的算法，Q 即为 Q（s,a）就是在某一时刻的 s 状态下（s ∈ S），采取动作 a（a ∈ A）动作能够获得收益的期望，环境会根据智能体的动作反馈相应的奖励 r，所以算法的主要思想就是将状态 State 与动作 Action 构建成一张 Q-table 来存储 Q 值，然后根据 Q 值来选取能够获得最大的收益的动作。更新公式 5-35：

$$Q(s,a) \leftarrow Q(s,a) + a\left[r + \gamma max_{a'}Q(s',a') - Q(s,a)\right] \tag{5-35}$$

扫一扫，查看：
Q-Learning 算法案例代码

第四节　强化学习的展望

20 世纪中期，出现了"强化学习"的理念。紧接着，Bellman 提出了求解马尔可夫决策过程（MDP）的动态规划（dynamic programming）方法，该方法与后来通用的强化学习机制十分相近。之后较长的一段时间内，监督学习在学术界占据了大部分注意力，强化学习一度冷门。监督学习是通过外部有知识的监督者提供的例子来进行学习的，与强化学习的核心思想完全相悖。到了 80 年代，Watkins 提出了 Q-Learning 算法，对强化学习的理论进行了完善和补充，该算法引起了广泛关注，在强化学习发展史上留下了浓墨重彩的篇章。在 2013 年，Deep Mind 发表了一篇激动人心的利用强化学习玩 Atari 游戏的论文，并将这项技术命名为"深度强化学习"，从此，强化学习携手深度学习进入了新时代。在这项研究中，Deep Mind 使用神经网络在 Atari 游戏中完成了多个游戏超越人类玩家的水平而震惊中外，该算法使用神经网络模型来拟合策略和状态估值函数，成为强化学习发展的新的方向。2015 年，谷歌开发的围棋程序 AlphaGo 战胜了世界顶尖的围棋高手，可谓成绩斐然，刻进了人类的历史。Deep Mind 不断更新和训练 AlphaGo，在 2016 年，AlphaGo 再次创造通过短暂学习时间击败人类高级围棋选手的神话，其进阶版本 AlphaGo Master 也在世界知名围棋网上取得可喜战绩。强化学习在围棋界取得的轰动成就已经让强化学习的理论向世界正名，将强化学习落地现实应用成为下一个艰难而极具意义的挑战。

通常情况下，人类的学习是在真实的环境下，但在真实环境中进行强化学习涉及成本、法律等一系列复杂的问题，可谓极不现实。所以在利用强化学习解决问题之前，竭尽全力构建一个能够还原真实环境属性的模拟环境必不可少。强化学习中智能体与环境的学习是没有具体的指导的，智能体从环境中进行蒙特卡罗采样获得经验从而进行自我学习，在做出每一个动作后，智能体不会立即得到奖励，只有当一个回合结束智能体才会收到来自环境的延迟的累计奖励，并将这迟到的奖励信号作为更新策略的依据。因此，合理有效的环境奖励设计对于智能体的学习必不可少。所以在构建仿真环境时设计合理的奖励函数具有重要意义。在实际的应用场景中，奖励函数是针对智能体在当前环境中要解决的实际问题设计好的每一步骤的具体目标。当前的模拟环境大都是游戏环境，想要利用强化学习来解决自己从事的领域的难题，首先需要多方合作，开发一个真正还原领域的模拟环境。

阿里集团和许多高校合作，不断使用强化学习技术提高推荐系统性能。2019 年，阿里团队发表了 Virtual-Taobao，该工作构建了一个淘宝模拟器"虚拟淘宝"，并在"虚拟淘宝"上训练强化学习策略，将强化学习用于电商推荐的道路上又迈进了一大步。

近几年，国内几大电商企业淘宝、京东、美团、拼多多等都在研究使用强化学习优化平台的推荐策略，以给平台用户带来丰富多样、惊喜不断的体验。但是强化学习因为无法避免的采样成本问题遇到了很多瓶颈，只有研究人员和企业通力合作，充分利用已有数据，设定贴合实际的、合理的奖励机制，从而构建还原真实线上环境的仿真环境，才能为强化学习落地电商平台创造良好且必要的先决条件。

在中医药领域，研究工作者也做了很多研究工作，比如基于深度强化学习的中药制药过程自主优化决策方法研究、基于深度强化学习的医用设备应急调度优化技术研究等。强化学习助力中医药领域的发展还有待进一步努力。

【复习思考题】

1. 简述强化学习与监督学习的异同点。
2. 简述强化学习的基本原理。
3. 动态规划是什么？它适合解决什么类型的问题？

第六章　编程环境和基础 ▷▷▷▷

Python 编程语言是科学计算和数据分析的重要工具，其助推了人工智能的快速发展。本章介绍 Python 的基本使用方法，以及中医药数据分析中用到的 Python 库。

第一节　Python 简介

本节主要解释为什么要使用 Python 从事人工智能开发，并且介绍 Python 开发环境及如何书写 Python 程序。

一、Python 的由来

在英文字典中，Python 释义为"蟒蛇"。事实上，Python 的命名和诞生曾有一段逸闻。1989 年，荷兰计算机从业者 Guido van Rossum 在圣诞假期设计并开发了这门编程语言框架和解释器。而 Python 这个名字来源于开发者本人非常喜爱的一部室内情景幽默剧——20 世纪六七十年代 BBC 播放的《*Monty Python's Flying Circus*》。

在那个年代，程序员几乎需要整天对着一台轰然作响的庞然大物，迫使自己像它一样思考，写出更加贴近机器指令的程序，甚至还要花费更大的精力，根据有限的计算资源做各种各样的程序优化，最大限度地榨取计算机的性能。Python 的作者 Guido 苦恼于这样的工作状态并希望改变。因此他决心设计一种兼顾可读性和易用性的编程语言。Python 将许多高级编程语言的优点集于一身：不仅可以像脚本语言（script languages）一样，用非常精练易读的寥寥几行代码来完成一个需要使用 C 语言通过复杂编码才能完成的程序任务；而且还具备面向对象编程语言（object-oriented programming languages）的各式各样的强大功能。不同于 C 语言等编译型语言（compiled languages），Python 作为一门解释型语言（interpreted languages），也非常便于调试代码。同时，Python 免费使用和跨平台执行的特性，也为这门编程语言带来了越来越多开源库的贡献者和使用者。许多著名的公司，如 Google、Dropbox 等，甚至将 Python 纳入其内部最为主要的开发语言。因此，如果是初涉计算机编程的学生，学习 Python 语言无疑是明智之选；通过采用 Python 编程语言作为工具，本教材提供了一个高效且易于理解的方式，来探索和学习与中医药相关的人工智能知识。

二、Python 机器学习

利用 Python 编程来学习机器学习的经典算法，主要有以下 3 项优势。

1. 方便调试的解释型语言 Python 是一门解释型编程语言，与 Java 类似，源代码都要通过一个解释器转换为独特的字节码。这个过程不需要保证全部代码一次性通过编译；相反，Python 解释器会逐行处理这些代码。因此 Python 语言方便了调试过程，也特别适合使用不同机器学习模型进行增量式开发。

2. 跨平台执行作业 Python 的源代码都会先解释成独特的字节码，然后才会被运行。所以，只要一个平台安装有用于运行这些字节码的虚拟机，那么 Python 便可以执行跨平台作业。这点不同于 C++ 这类编译型语言，但是却和 Java 虚拟机很相似。由于机器学习任务广泛地执行在多种平台，因此以 Python 这类解释型语言作为编码媒介也不失为一种好的选择。

3. 丰富完备的开源工具包 软件工程中有一个非常重要的概念，便是代码与程序的重用性。为了构建功能强大的机器学习系统，如果没有特殊的开发需求，通常情况下，我们不会从零开始编程。Python 自身免费开源的特性使得大量专业，甚至天才型的编程人员，参与到 Python 第三方开源工具包的构建中。更为可喜的是，大多数的工具包都允许个人免费使用，乃至商用。其中就包括多个用于机器学习的第三方程序库，如便于向量、矩阵和复杂科学计算的 NumPy 与 SciPy；仿 MATLAB 样式绘图的 Matplotlib；包含大量经典机器学习模型的 Scikit-learn；对数据进行快捷分析和处理的 Pandas；以及集成了上述所有第三方程序库的综合实践平台 Anaconda。

目前 Python 有两个版本，即 Python 2 和 Python 3，但是它们之间不完全兼容。Python 3 功能更加强大，代表了 Python 的未来，建议初学者直接学习 Python 3。

Python 开发环境众多，不同开发环境的配置难度与复杂度也不尽相同，最常用的有 PyCharm、Spyder。特别是 Spyder，它在成功安装 Python 的集成发行版 Anaconda 之后也被附带安装上了，且界面友好。对于想要快速上手的初学者或者不想在环境配置方面花太多时间的学生，我们推荐使用 Anaconda 平台，下一节内容将介绍 Anaconda 环境安装及基本使用规则。

第二节　Python 环境配置

一、Python 的安装

Anaconda 是 Python 的发行版，它集成了众多 Python 常用包，并自带简单易学且界面友好的集成开发环境 Spyder。Anaconda 安装包可以从 Anaconda 官网（https://www.anaconda.com/）下载。

Anaconda 安装完毕，可以在计算机"开始"菜单栏中查看，如图 6-1 所示。

图 6-1 显示计算机成功安装了 Anaconda3(64 bit)，它类似一个文件夹，其下有两个常用的包：Anaconda Prompt 和 Spyder。其中 Anaconda Prompt 是安装 Anaconda 需要的包；Spyder 则为 Anaconda 的集成开发环境。可以通过打开 Anaconda Prompt 窗口，输入命令 conda –V 来查看所安装 conda 的版本。如图 6-2 所示，也可输入 conda list 查看

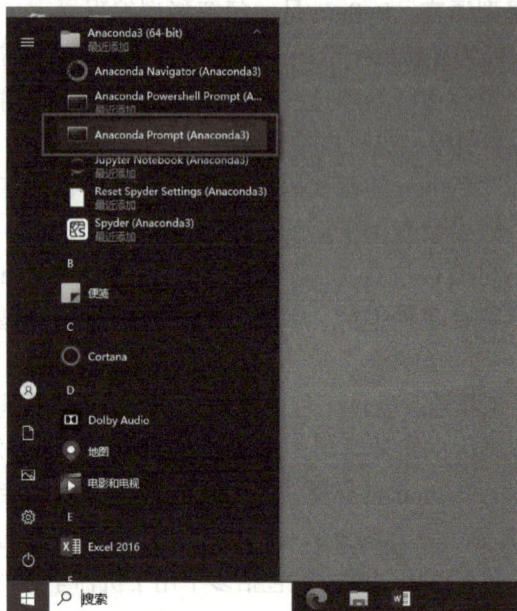

图 6-1　Anaconda 下的子程序

Anacondas 中集成的 Python 常用包。这里 Anaconda Prompt 界面类似计算机 DOS 界面，而 conda –V、conda list 命令也类似 DOS 命令，如图 6-3 所示。

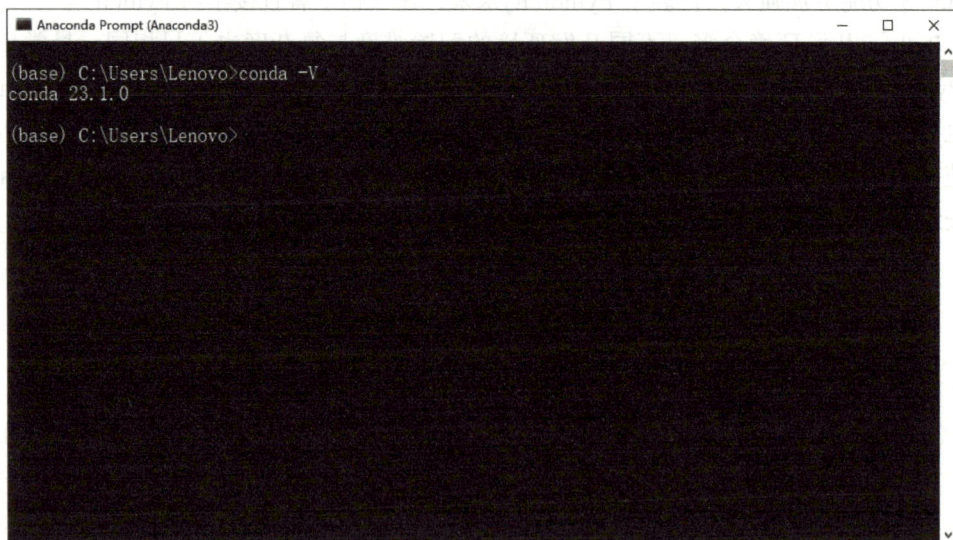

图 6-2　查看 conda 版本

　　输入命令 conda list 后按 Enter 键，即可查看 Anaconda 集成了哪些 Python 包，以及这些包对应的版本号，如图 6-4 所示。通过拖曳图 6-4 中的滚动条，可以发现 Matplotlib、NumPy、Pandas、scikit–learn 这些包均已经存在，无须再单独安装，而且这些包也是机器学习与数据挖掘经常会用到的。

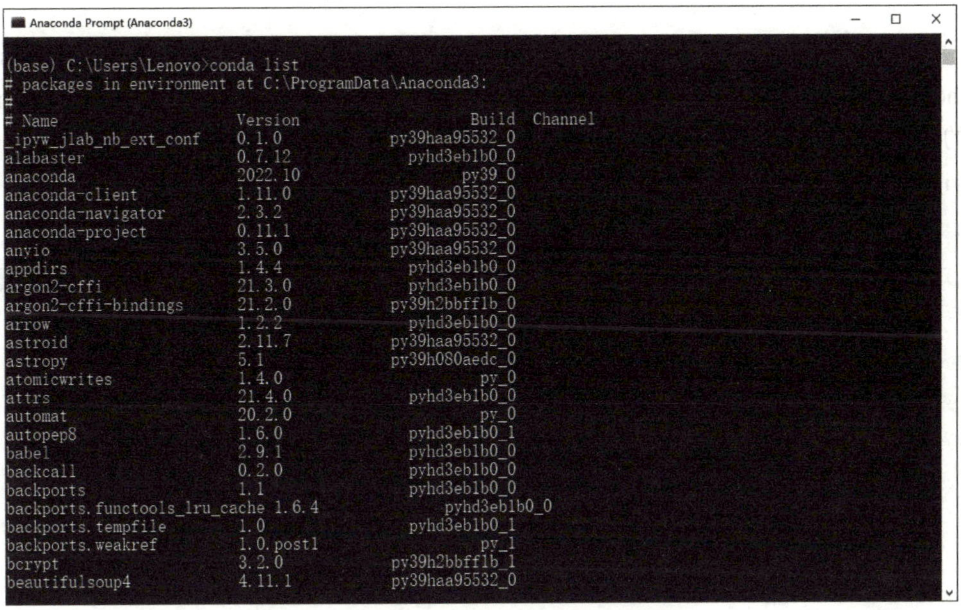

图 6–3　查看 Anaconda 集成软件包版本

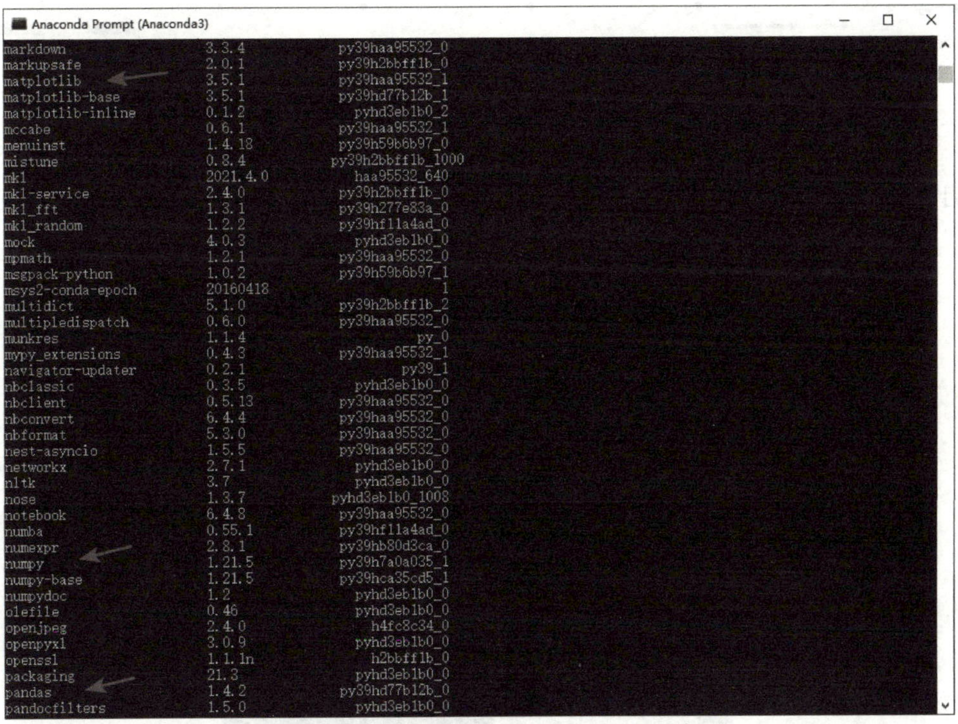

图 6–4　机器学习与数据挖掘常用软件包

二、Python 启动及界面认识

完成 Anaconda 安装之后，第一次启动前需要配置 Spyder 的默认环境。Spyder 为 Python 发行版 Anaconda 的集成开发环境，它简单易学且界面友好。本书所有 Python 程序的编写及执行操作均在 Spyder 中完成。配置 Spyder 的默认环境，首先找到 Anaconda Navigator，如图 6-5 所示。

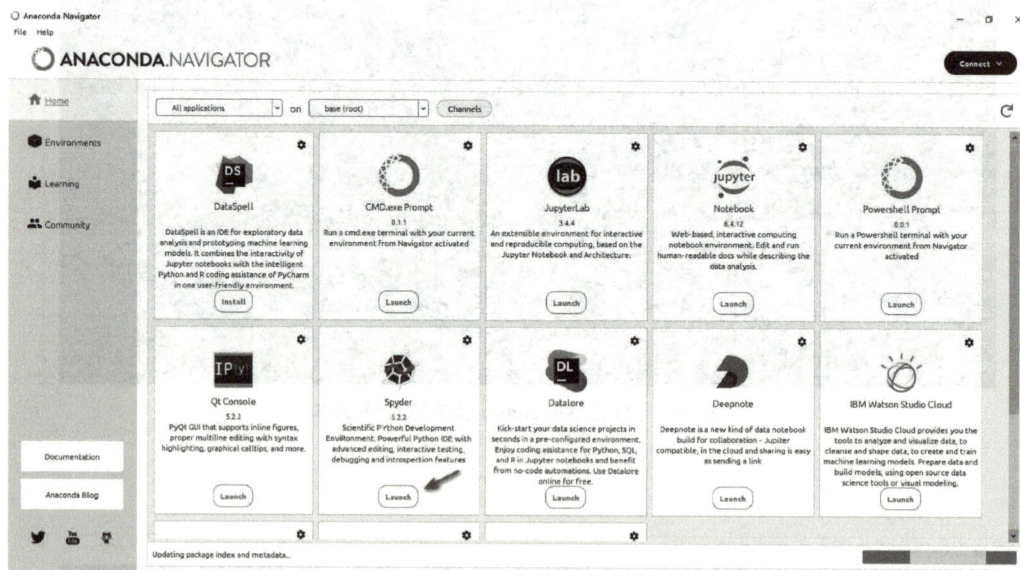

图 6-5　配置 Spyder 默认环境

Spyder 完成了第一次启动之后，后续就可以在"开始"菜单栏中的 Anaconda 下直接启动了，单击 Spyder 图标即可，如图 6-6 所示。

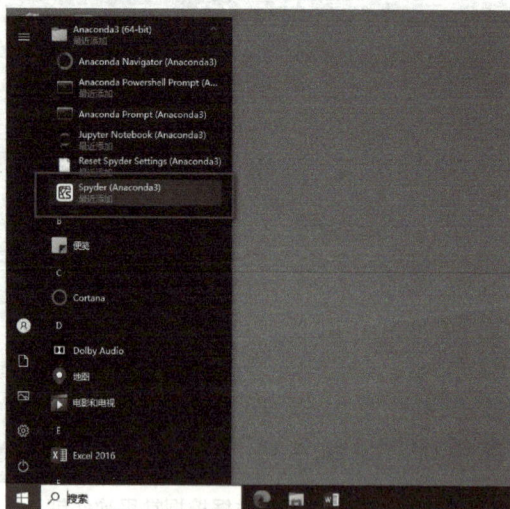

图 6-6　Spyder 图标

Spyder 启动完成后，即可进入默认的开发界面。Spyder 界面布局包括图左上角的选项卡、功能区，以及代码编辑区、辅助功能区和控制台（终端显示区），如图 6-7 所示。

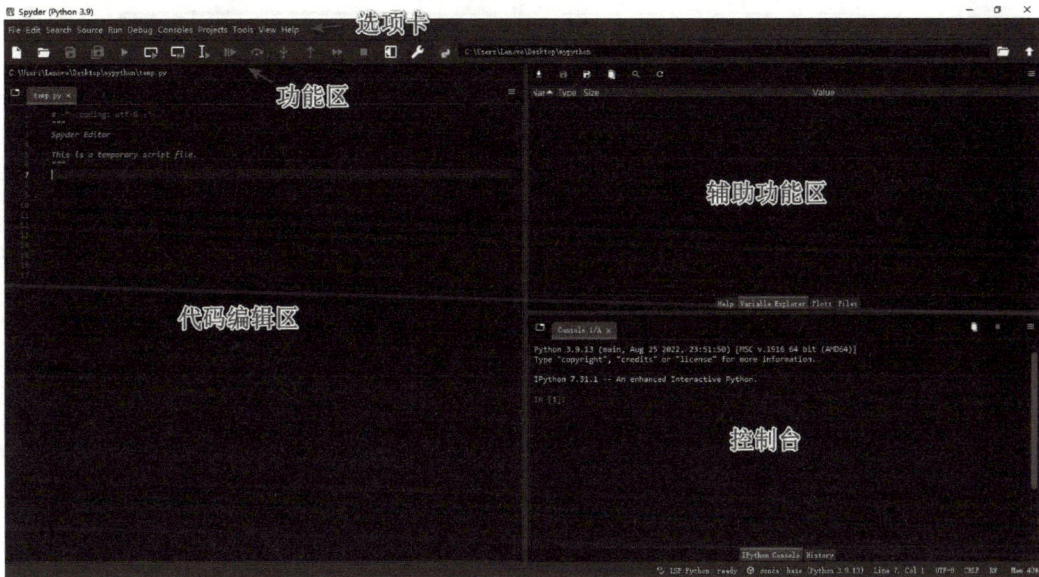

图 6-7　Spyder 开发界面

在正式写代码前，还可以对 Spyder 做一些个性化基本设置，比如界面主题、字号、语言等。通过"Tools → Preferences → Interface theme → light"来更改界面主题，通过"Tools → Preferences → Interface theme → Fonts"来更改字号字体，如图 6-8 所示。

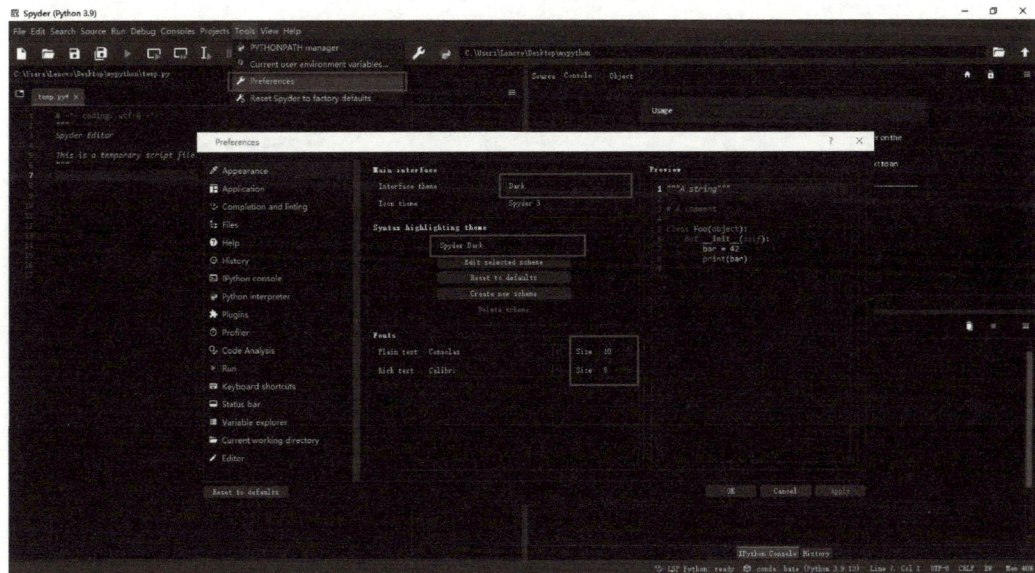

图 6-8　更改界面主题和字号字体

如果想将 Spyder 设置为中文显示，可以通过"Tools → Preferences"里的 Advanced settings 中设置，如图 6-9 所示。

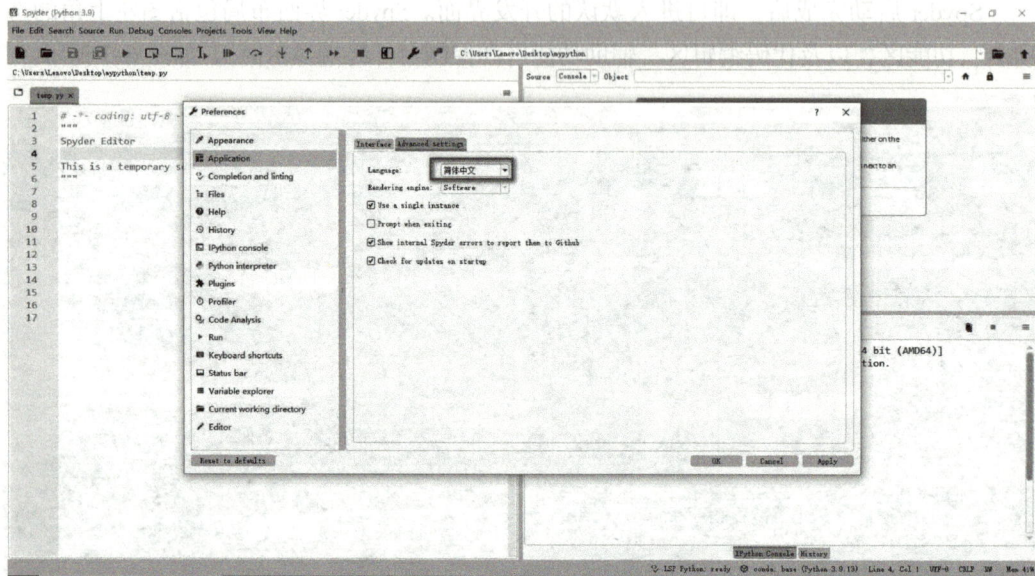

图 6-9　将 Spyder 设置为中文显示

更改界面主题、字号和中文显示后的界面，如图 6-10 所示。

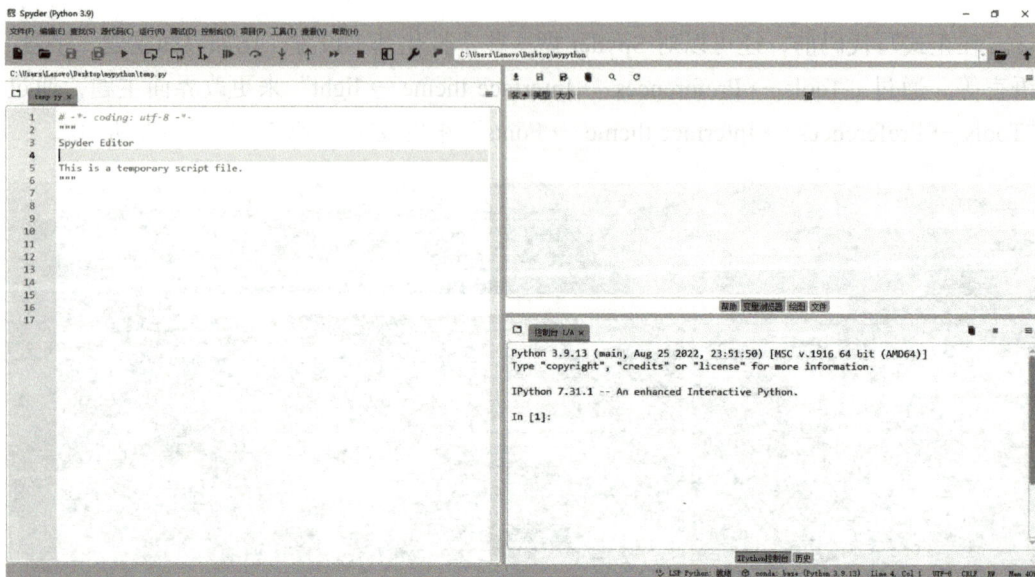

图 6-10　更改界面主题、字号和中文显示后的界面

在开始编写程序之前，先创建一个空文件夹，作为工作文件夹，并将它设为 Python 当前文件夹。例外在桌面创建一个名为 mypython 的空文件夹，其路径为：C:\Users\Lenovo\Desktop\mypython，下一步在选项卡的"工具→偏好"，然后点击当前工作目录，勾选指定目录，选择默认打开文件夹并应用，如图 6-11。再次重启 Spyder，界面布局中的文件路径设置框也被更新。

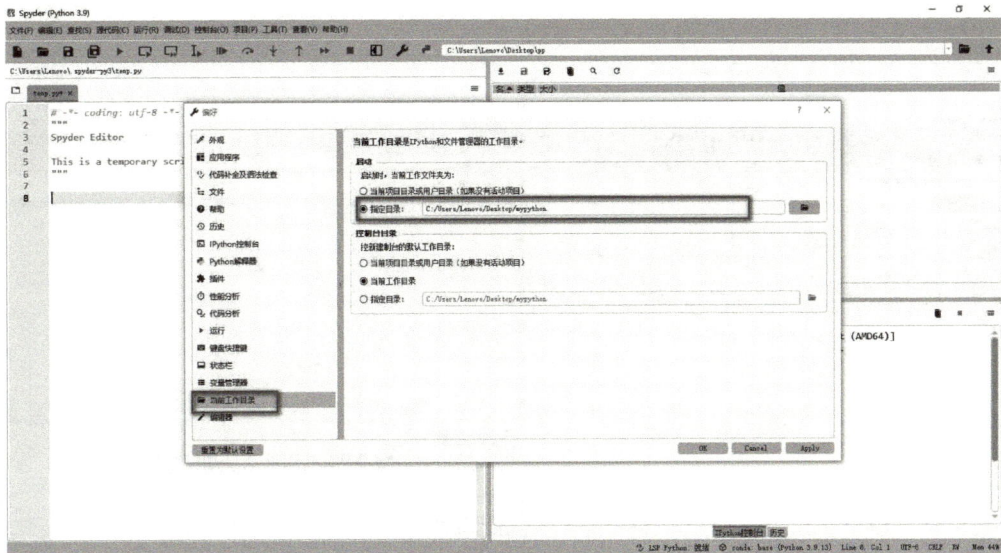

图 6-11　更改工作目录

　　temp.py 是 Spyder 默认创建的文件，我们可以在这个文件中编写 Python 程序，也可以另行建立新文件。菜单栏中依次选择"File → New file"，或者直接在工具栏中选择"New file"，即可建立一个新文件。

　　编写好 Python 程序之后，点击功能区中的 ▶ 按钮即可运行程序。

　　设置完 Python 当前文件夹后，就可以进行 Python 程序编写了。

　　首先点击功能区新建一个文件，在代码编辑区输入 print（"hello world!"），点击功能区中的 ▶ 按钮即可运行程序，在控制台即可看到程序运行结果，如图 6-12 所示。

　　若要保存该脚本程序，点击"选项卡→文件另存为"，在弹出的保存文件（Save file）对话框中输入文件名 hello.py 并保存，即可完成 Python 脚本文件的创建和保存，如图 6-13 所示。

三、Python 扩展包安装

　　事实上，作为 Python 的发行版，Anaconda 已经集成了众多的 Python 包，基本能满足大部分的应用需求，但是仍然有部分专用包没有集成进来。如果在应用中需要用到某个 Python 包，但是 Anaconda 又没有集成进来，这时就需要安装其扩展包了。此部分将介绍常见扩展包的在线安装方法。

　　右键单击 Anaconda Prompt（Anaconda 3），选择"更多"，选择"以管理员身份运行"，在打开的 Anaconda Prompt 命令窗口中输入命令 pip install+ 安装包名称，按 Enter 键。下面以安装文本挖掘专用包 jieba 为例介绍安装 Python 扩展包的方法。

　　首先按上述操作打开 Anaconda Prompt 命令窗口，如图所示。然后，在打开的 Anaconda Prompt 命令窗口中输入命令 pip install jieba，按 Enter 键就将开始安装 jieba 包，如图 6-14 所示。

　　图 6-15 所示内容为成功安装了 jieba 包，其版本号为 0.42.1。

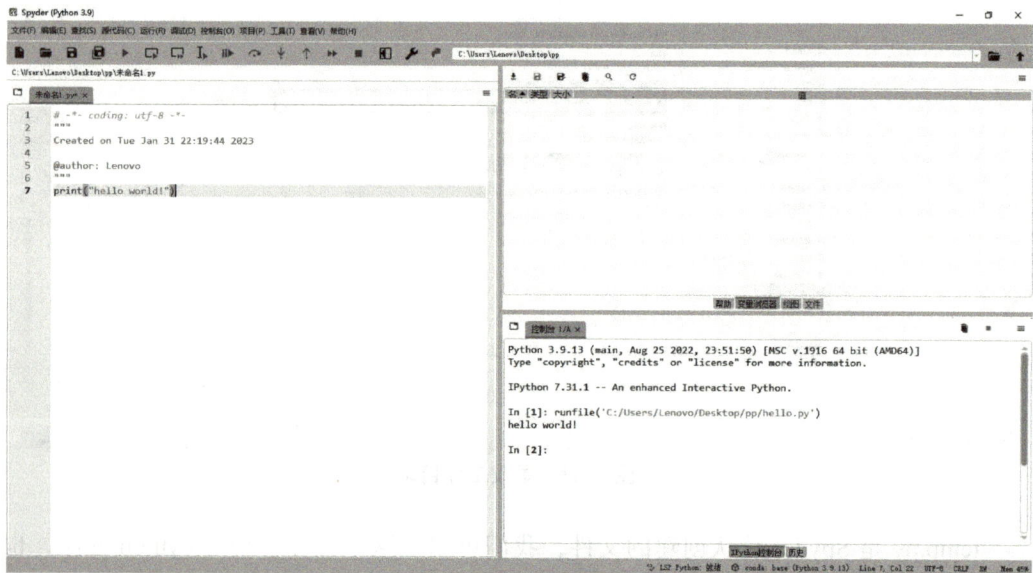

图 6-12　程序运行结果

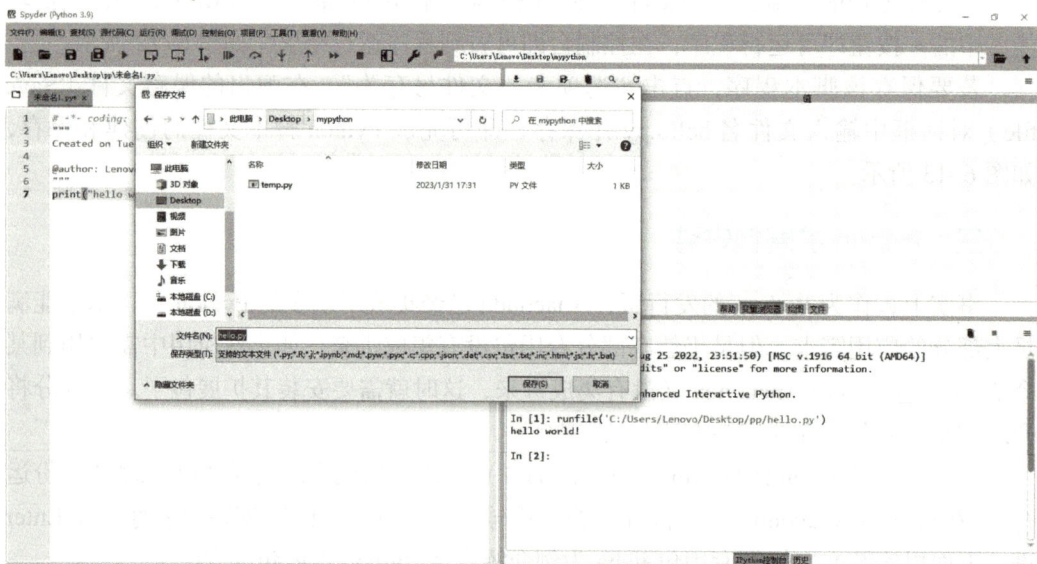

图 6-13　Python 脚本文件的创建和保存

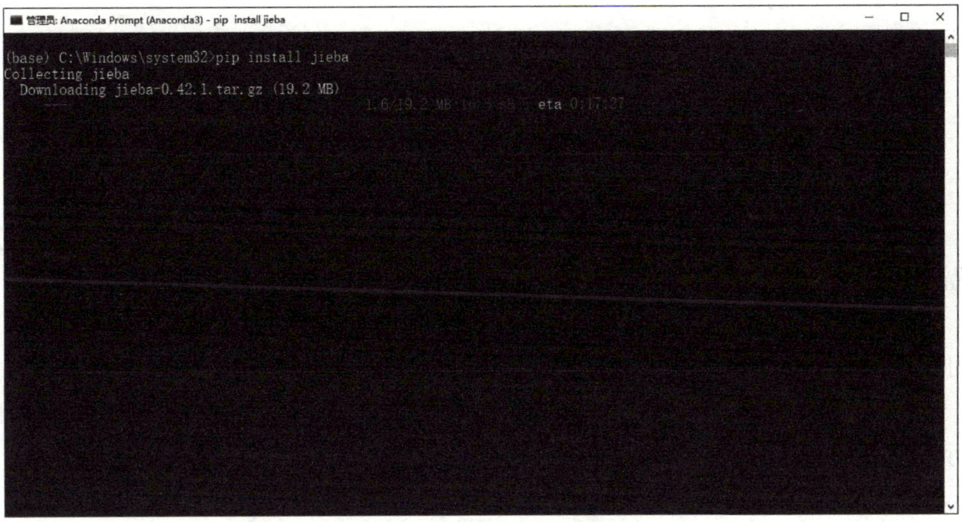

图 6–14 安装 Python 扩展包

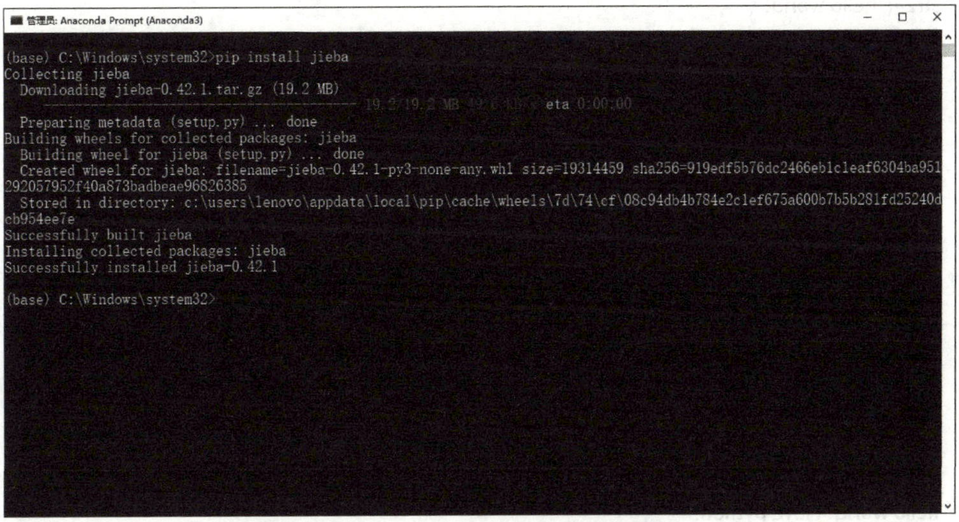

图 6–15 成功安装 Python 扩展包

第三节 Python 编程基础

一、Python 基本语法

(一) 语句

Python 通常是一行书写一条语句，如果一行内书写多条语句，语句间应使用分号分隔。建议每行只写一条语句，并且语句结束时不写分号。

如果一条语句过长，需要换行书写，这时可以在语句的外部加上一对圆括号实现，也可以使用"\"（反斜杠）来实现。

需要注意的是，写在 []、{} 内的跨行语句被视为一行语句，不再需要使用圆括号换行。

例 6-1：Python 语句的书写

```
str0="hello world! I love python!"    #一条语句一行书写

str1=("hello world! "
    "I love python!")                 #一条语句分行书写方法一

str2=("hello world! \
I love python!")                       #一条语句分行书写方法二，用 \ 续行

print(str0)
print(str1)
print(str2)

weeks=["Monday","Tuesday","Wednesday","Thursday",
    "Friday","Saturday","Sunday"]   #写在 [] 内的代码被视为一行语句
```

执行结果如下：

```
hello world! I love python!
hello world! I love python!
hello world! I love python!
```

(二) 代码块缩进

代码块也称复合语句，由多行代码组成，这些代码能完成相对复杂的功能。Python 中的代码块使用缩进来表示，缩进是指代码行前部预留若干空格。其他一些计算机语言，如 C 语言、Java 语言等都使用大括号 {} 表示代码块。

Python 语句行缩进的空格数在程序编辑环境中是可调整的，但要求同一个代码块的语句必须包含相同的缩进空格数。

看下面表示程序分支执行的示例代码。

例 6-2：python 语句的缩进和代码块

```
#分支语句中代码块的缩进
score=59
passscore=60
if score>mypass:
    gpoint=1+(score−passscore)/10
    print(" 学分绩点为 ",gpoint)
    print(" 通过考试 ")
else:
    print(" 学分绩点为 0")
    print(" 未通过考试 ")
```

在上面的代码中，if 语句后缩进的 3 行构成一个代码块，else 语句后缩进的 2 行也构成一个代码块。如果同一代码块中各语句前的空格数不一致，运行时将会报告出错信息。Python 代码行缩进可以调整，建议学生使用 4 个空格宽度的行首缩进。

（三）注释

注释用于说明程序或语句的功能。Python 的注释分为单行注释和多行注释两种。单行注释以 "#" 开头，可以是独立的 1 行，也可以附在语句的后部。单行注释一般用来解释代码行的功能。多行注释可以使用 3 个引号（英文的单引号或双引号均可）作为开始和结束的符号。多行注释通常用来说明程序的功能、作者、完成时间、输入 / 输出等。

代码注释会被解释器忽略，有些学生似乎觉得注释对编程没有实质性贡献，然而为代码添加注释是一种专业性的良好习惯，不仅可以提高代码的可读性，而且便于提高开发的合作效率。

二、Python 数据类型

Python 3.x 中有 6 个标准的数据类型，分别是数字、字符串、列表、元组、字典和集合。这 6 个标准的数据类型又可以进一步划分为基本数据类型和组合数据类型。其中，数字和字符串是基本数据类型；列表、元组、字典和集合是组合数据类型。在 Python 中，数字包括整数、浮点数、布尔类型和复数。

（一）整数

在 Python 中，整数（Integer）包括正整数、负整数和零；按照进制的不同，整数还可以分为十六进制整数、十进制整数、八进制整数和二进制整数。

（二）浮点数

浮点数（Float）也称为"小数"，由整数部分和小数部分构成，如 3.14、0.1、−2.597 等。浮点数也可以用科学计数法表示，如 2.8e3、−0.69e4、1.74e−3 等。

（三）复数

复数（Complex）由实数部分和虚数部分构成，可以用 a+bj 或者 complex（a，b）表示，复数的实部 a 和虚部 b 都是浮点数。例如，一个复数的实部为 1.69，虚部为 24.8j，则这个复数为 1.69+24.8j。

（四）布尔类型

Python 中的布尔类型（Boolean）主要用来表示"真"或"假"，每个对象天生具有布尔型的 True 值或 False 值。空对象、值为零的任何数字或者对象 None 的布尔值都是 False。在 Python 3.x 中，布尔值是作为整数的子类实现的，布尔值可以转换为整数，True 值为 1，False 值为 0，可以进行数值运算。

（五）字符串

字符串（String）是连续的字符序列，应用范围十分广泛。一般使用英文单引号（' '）、双引号（" "）或三引号（""" """ 或 """ """）进行界定。其中，单引号和双引号中的字符序列必须在一行上，而三引号内的字符序列可以分布在连续的多行上，从而可以支持格式较为复杂的字符串。

例如，'xyz'、"123"、" 厦门 "，其中，123 尽管看似是一个整数，但是由于它被一对引号限制，便成了字符串类型数据。

（六）列表

列表（List）是常用的 Python 数据类型，列表的数据项不需要具有相同的数据类型。在形式上，列表是用一对中括号 [] 来组织数据，如：[1, 2, 3, 4, 5]、["a", "b", "c", "d"]、[' 张三 ', '20', [2022，12000]]。

可以看出，列表里面的元素仍然可以是列表。需要注意的是，尽管一个列表中可以放入不同类型的数据，但是，为了提高程序的可读性，一般建议在一个列表中只放入一种数据类型。另外，列表中的元素可以修改，而元组则不然。

（七）元组

Python 中的列表适合存储在程序运行时变化的数据集。列表是可以修改的，这对要存储一些变化的数据而言至关重要。但是，也不是任何数据都要在程序运行期间进行修改，有时候需要创建一组不可修改的元素，此时可以使用元组。

元组（Tuple）的创建和列表的创建相似，不同之处在于，创建列表时使用的是方括号，而创建元组时则需要使用圆括号。元组的创建方法很简单，只需要在圆括号中添加元素，并以逗号隔开即可，如：(1, 2, 3, 4, 5)、("a", "b", "c", "d")、(' 张三 ','20', (2022，12000)。

（八）字典

字典（Dictionary）类型是 Python 中实用且功能强大的数据结构，可用来实现通过数据查找关联数据的功能。字典是键值对的无序集合。字典中的每一个元素都包含两部分：键（key）和值（value），字典用大括号 {} 来表示，每个元素的键和值用冒号分隔，元素之间用逗号分隔。如：{'C1': 'China', 'C2': 'America', 'C3': 'Korea'}, {'name': 'Lucy', 'age': '20','score': '90'}。

（九）集合

集合（Set）是一个无序的不重复元素序列。在形式上，集合的所有元素都放在一对大括号中，元素之间使用逗号分隔。如：{2, 5, 6, 9}，{1, "m", 5, 38}。

在创建集合时，如果存在重复元素，Python 只会保留一个，实例如下：

例 6–3：集合的应用

```
weeks={"Monday","Monday","Tuesday","Wednesday","Thursday","Friday","Sat
urday","Sunday"}
print(weeks)
```

执行结果如下：

```
{"Monday","Tuesday","Wednesday","Thursday","Friday","Saturday","Sunday"}
```

三、运算符

运算符是用于表示不同运算类型的符号，运算符可分为算术运算符、比较运算符、逻辑运算符等，Python 的变量由运算符连接起来就构成了表达式。

（一）算术运算符

算术运算符可以完成数学中的加、减、乘、除四则运算。算术运算符包括 +（加）、–（减）、×（乘）、/（除）、%（求余）、**（求幂）、//（整除）。其中，幂运算返回 a 的 b 次幂，整除运算返回商的整数部分。由算术运算符将数值类型的变量连接起来就构成了算术表达式，它的计算结果是一个数值。不同类型的数据进行运算时，这些数据的类型应当是兼容的，并遵循运算符的优先级规则。

例 6–4：算术运算符的应用

```
a=9
b=4
print(a+b)
```

```
print(a-b)
print(a*b)
print(a/b)
print(a%b)
print(a**b)
print(a//b)
```

执行结果如下：

```
13
5
36
2.25
1
6561
2
```

（二）比较运算符

比较运算是指两个数据之间的比较。比较运算符有 6 个： >（大于）、<（小于），>=（大于等于）、<=（小于等于）、=（等于）和 !=（不等于）。

比较运算符多用于数值型数据的比较，有时也用于字符串数据的比较，比较的结果是布尔值 True 或 False。用比较运算符连接的表达式称为关系表达式，一般在程序分支结构中使用。示例 6-5 是比较运算符的应用，其中用到的内置函数 len（ ）用于测试字符串的长度。

例 6-5：比较运算符的应用

```
m="student"
n="teacher"
print(m>n)
print(len(m)==len(n))
print(m!=n)
print(m+n==n+m)
```

执行结果如下：

```
False
True
True
False
```

（三）逻辑运算符

逻辑运算符包括 and、or、not，分别表示逻辑与、逻辑或、逻辑非，运算的结果是布尔值 True 或 False。其功能描述如例 6-6 所示。

例 6-6：逻辑运算符

```
# 逻辑非 not
print(not True)
print(not False)

# 逻辑或 or
print(True or False)
print(True or True)
print(False or False)

# 逻辑与 and
print(True and False)
print(True and True)
print(False and False)
```

执行结果如下：

```
False
True
True
True
False
False
True
False
```

四、字符串格式化

字符串的表示、解析和处理是 Python 的重要内容，也是 Python 编程的基础之一。下面介绍如何设置字符串的显示格式。

程序运行输出的结果很多时候是以字符串的形式呈现，为了实现输出的灵活性和可编辑性，需要控制字符串的输出格式，即字符串类型的格式化。Python 支持两种字符串的格式化方法：一种是使用格式化操作符"%"；另一种是采用专门的 str.format（）方法。Python 的后续版本中不再改进使用 % 操作符的格式化方法，而是主要使用 format（）方法实现字符串的格式化。下面主要介绍 format（）方法。

（一）模板字符串与 format（）方法中参数的对应关系

str.format（）方法中的 str 被称为模板字符串，其中包括多个由"8"表示的占位符，这些占位符接收 format（）方法中的参数。str 模板字符串与 format（）方法中的参数的对应关系有以下 3 种情况。

1. 使用位置参数匹配　在模板字符串中，如果占位符 {} 为空（没有表示顺序的序号），将会按照参数出现的先后次序进行匹配。如果占位符 {} 指定了参数的序号，则会按照序号替换对应参数。

2. 使用键值对的关键字参数匹配　format（）方法中的参数用键值对形式表示时，在模板字符串中用"键"来匹配。

3. 使用序列的索引作为参数匹配　如果 format（）方法中的参数是列表或元组，可以用其索引（序号）来匹配。

例 6-7：模板字符串与 format（）方法中的参数关系

```
# 位置参数
print("{} is {} years old".format("Mike",18))
print("{0} is {1} years old".format("Lucy",20))


# 关键字参数
print("{name} was born in {country},He is {age} years old".format(name
="Mike", country="America",age=18))


# 索引参数
name=["Mike",18]
country=("America","China")
print("{1[0]} was born in {0[0]},He is {1[1]} years old".format(country,
name))
```

执行结果如下：

```
# 位置参数
'Mike is 18 years old'
'Lucy is 20 years old'
# 关键字参数
'Mike was born in America, he is 18 years old!'
# 索引参数
'Mike was born in America, he is 18 years old!'
```

（二）模板字符串 str 的格式控制

下面详细说明模板字符串 str 的格式控制，其语法格式如下：

[fill] [align] [sign] [width] [,] [.precision] [type]

1. 模板字符串参数的含义

fill：可选参数，空白处填充的字符。

align：可选参数，用于控制对齐方式，配合 width 参数使用，align 参数的取值如下：

<：内容左对齐。

>：内容右对齐（默认）。

^：内容居中对齐。

sign：可选参数，数字前的符号。

+：在正数数值前添加正号，在负数数值前添加负号。

-：在正数数值前不变，在负数数值前添加负号。

空格：在正数数值前添加空格，在负数数值前添加负号。

width：可选参数，指定格式化后的字符串所占的宽度。

逗号（,）：可选参数，为数字添加千分位分隔符。

precision：可选参数，指定小数位的精度。

type：可选参数，指定格式化的类型。

2. 整数常用的格式化类型　包括以下几种：

b：将十进制整数自动转换成二进制表示形式，然后格式化。

c：将十进制整数自动转换为其对应的 Unicode 字符。

d：十进制整效。

o：将十进制整数自动转换成八进制表示形式，然后格式化。

x：将十进制整数自动转换成十六进制表示形式，然后格式化（小写 x）。

X：将十进制整数自动转换成十六进制表示形式，然后格式化（大写 X）。

3. 浮点数常用的格式化类型　包括以下几种：

e：转换为科学计数法（小写 e）表示形式，然后格式化。

E：转换为科学计数法（大写 E）表示形式，然后格式化。

f：转换为浮点数（默认保留小数点后 6 位）表示形式，然后格式化。

F：转换为浮点数（默认保留小数点后 6 位）表示形式，然后格式化。

%：输出浮点数的百分比形式。

例 6-8：使用 str.format（）方法格式化字符串

```
print("{:*>8}".format("3.14"))              # 宽度 8 位，右对齐

print("{:*<8}".format("3.14"))              # 宽度 8 位，左对齐

print("{0:^8},{0:*^8}".format("3.14"))      # 宽度 8 位，居中对齐

print("{0:e},{0:.2e}".format(3.14159))      # 用科学计数法表示
```

执行结果如下：

```
****3.14
3.14****
  3.14,**3.14**
3.141590e+00,3.14e+00
```

五、输入输出语句

（一）输入语句

Python 的内置函数 input（）用于取得用户的输入数据，其语法格式如下：

```
varname=input("promptMessage")
```

其中，varname 是 input（）函数返回的字符串数据，promptMessage 是提示信息，其参数可以省略。当程序执行到 input（）函数时，会暂停执行，等待用户输入，用户输入的全部数据均作为输入内容。需要注意的是，如果要得到整数或小数，可以使用 eval（）函数得到表达式的值，也可以使用 input（）函数或 float（）函数进行转换。eval（）函数会将字符串对象转化为有效的表达式，再参与求值运算，返回计算结果。

例 6-9：使用 input（）函数输入数据

```
name=input(" 请输入姓名: ")
请输入姓名: Lucy

#Length、width 为数值，需要参与数学计算，可使用 eval（）函数
Length=eval(input(" 请输入长方形的长: "))
请输入长方形的长: 8
width=eval(input(" 请输入长方形的宽: "))
请输入长方形的宽: 6
print(" 长方形的周长是: ",(Length+width)*2)
长方形的周长是: 28
```

（二）输出语句

在 Python 3 中使用 print（）函数可完成基本的输出操作。print（）函数的基本格式如下：

```
print([obj1,…][,sep=""][,end="\n"][,file=sys.stdout])
```

print（）函数的所有参数均可省略，如果没有参数，print（）函数将输出一个空行。根据给出的参数，print（）函数在实际应用中分为以下几种情况。

同时输出一个或多个对象，在输出多个对象时，对象之间默认用逗号分隔。

指定输出分隔符，使用 sep 参数指定特定符号作为输出对象的分隔符。

指定输出结尾符号，默认以回车换行符作为输出结尾符号，可以用 end 参数指定输出结尾符号。

输出到文件，默认输出到显示器（标准输出），使用 file 参数可指定输出到特定文件。

例 6-10：print（ ）函数的使用

```
a,b,c="Jack","David","Mike"
print(a,b,c)                        #print（ ）函数中的多个参数用逗号分隔

print(a,b,c,sep="##")               # 设置 print() 函数的输出分隔符为 #

print(a);print(b); print(c)         #3 个 print（ ）语句，默认分行显示

#print（ ）设置 end 参数，用空格分隔，不换行
print(a,end=" ");print(b,end=" ");print(c)
```

执行结果如下：
```
Jack David Mike
Jack##David##Mike
Jack
David
Mike
Jack David Mike
```

六、Python 的公有方法

Python 的公有方法是指 Python 中大部分数据结构均可以通用的一种数据操作方法。下面主要介绍索引、切片、长度、统计、确认成员身份等常用的数据操作方法。由于这些操作方法在程序编写过程中将经常被使用，本节将对其进行统一介绍，方便后续的学习和使用。

（一）索引

索引是指通过定位下标位置来访问指定数据类型变量的值。字符串、列表、元组均可以通过定位其下标的位置访问元素，注意下标从 0 开始。字典则是通过其键值来访问元素。需要说明的是，集合类型的数据结构，不支持索引访问。示例代码如下：

例 6-11：索引的使用

```
s1="I Love python"
l1=[1,2,3,4,5,6]
t1=(1,2,"python")
d1={1:"h",2:[1,2,"python"],3:100}
d2={"a":"h","b":[1,2,"python"],"c":100}

print(s1[0],s1[2],l1[0],t1[2],d1[3],d2["c"])
```

执行结果如下：

```
I  L  1  python  100  100
```

（二）切片

切片是指定索引位置，对数据实现分块访问或提取的一种数据操作方式，在数据处理中被广泛地应用。切片操作的一般语法是：

```
sequence[start:stop:step]
```

其中：

start 是切片开始的位置，如果不指定，默认为 0。

stop 是切片结束的位置，但不包括这个位置的元素。如果不指定，默认取到序列的最后一个元素。

step 是步长，表示取值间隔，默认为 1。

步长（step）可以是正数也可以是负数。如果是正数，从左向右提取元素。如果是负数从右向左提取元素，且必须指定 start 和 stop 中较大的值在前，较小的值在后。

步长不能为 0，只能是 1 或者 -1。

下面简单介绍字符串、列表、元组的切片方法。示例代码如下：

例 6-12：切片的使用

```
s1="I Love python"
l1=[1,2,3,4,5,6]
t1=(1,2,'python')

s11=s1[:]
s12=s1[0:5]
s13=s1[0:]
s14=s1[1:8:2]
l11=l1[:]
l12=l1[2:4]
l13=l1[2:]
t11=t1[:]
t12=t1[0:2]

print(s11)
print(s12)
print(s13)
print(s14)
print(l11)
print(l12)
```

```
print(l13)
print(t11)
print(t12)
```

执行结果如下：

```
I Love python
I Lov
I Love python
 oep
[1, 2, 3, 4, 5, 6]
[3, 4]
[3, 4, 5, 6]
(1, 2, 'python')
(1, 2)
```

字符串的切片，是针对字符串中的每个字符进行操作；而列表、元组的切片，则是针对其中的元素。切片的方式为开始索引位置至结束索引位置（不包含）。注意开始索引位置从 0 开始，如果省掉开始索引位置或结束索引位置，则默认为 0 或者最后的索引位置。

（三）长度

字符串的长度为字符串中所有字符的个数，空格也算作一个字符；列表、元组、集合的长度，即为元素的个数；字典的长度为键的个数。求变量的长度在程序编写中经常用到，Python 中提供了一个 len（）函数来实现。示例代码如下：

例 6-13：长度函数的使用

```
s1="I Love python"
l1=[1,2,3,4,5,6]
t1=(1,2,'python')
d1={1:'h',2:[1,2,'python'],3:100}

h1=len(s1)
h2=len(l1)
h3=len(t1)
h4=len(d1)

print(h1)
print(h2)
print(h3)
print(h4)
```

执行结果如下：

```
13
6
3
3
```

（四）统计

统计包括求最大值、最小值、求和等，统计对象可以是字符串、列表、元组。其中，字符串求最大值时，返回排序靠后的字符。示例代码如下：

例 6-14：统计函数的使用

```
s1="I Love python"
l1=[1,2,3,4,5,6]

m1=max(s1)
m2=max(l1)
m3=min(l1)
m4=sum(l1)

print(m1)
print(m2)
print(m3)
print(m4)
```

执行结果如下：

```
y
6
1
21
```

（五）确认成员身份

确认成员身份，即使用 in 命令，判断某个元素是否属于指定的数据结构变量。示例代码如下：

例 6-15：in 函数的使用

```
s1="I Love python"
l1=[1,2,3,4,5,6]
t1=(1,2,"python")
w1={"Monday","Tuesday","Wednesday","Thursday","Friday","Saturday","Sunday"}
```

```
print('I' in s1)
print(0 in l1)
print(2 in t1)
print('Monday' in w1)
```

执行结果如下：

```
True
False
True
True
```

返回结果用 True、False 表示，其中 False 表示假，True 表示真。

七、控制结构

（一）选择语句

选择语句也称为"条件语句"，就是对语句中不同条件的值进行判断，从而根据不同的条件执行不同的语句。

选择语句可以分为以下 3 种形式。

简单的 if 语句。

if…else 语句。

if…elif…else 多分支语句。

例 6–16：猜数字

```
a=int(input(" 请输入一个数字："))
if a==100:
print(" 恭喜你！猜对了！")
```

该例执行时，如果输入的值是 100，则会显示"恭喜你！猜对了！"，否则程序结束退出。

例 6–17：判断一个数是奇数还是偶数

```
a=int(input(" 请输入一个数字："))
if a%2==0:
print(" 这是一个偶数。")
else:
print(" 这是一个奇数。")
```

例 6–18：判断分值等级

```
score=int(input(" 请输入得分（0–100）："))
if score >=90:
```

```
    print(" 优秀 ")
elif score>=80:
    print(" 良好 ")
elif score>=70:
    print(" 一般 ")
elif score>=60:
    print(" 及格 ")
else:
    print(" 不及格 ")
```

（二）循环语句

循环语句，即重复执行某个过程或某段程序代码。与其他编程语言类似，Python 主要有 while 和 for 两种循环语句。而与其他编程语言不同的是，Python 中的循环语句通过缩进并对齐的形式来区分执行的循环语句块。

循环语句有两种形式，一是 while 循环语句，二是 for 循环语句。

例 6-19：用 while 循环语句实现计算 1-50 的整数和

```
n=1
sum=0
while(n<=50):
sum=sum+n
    n=n+1


print("1-50 的整数和是：sum")
```

例 6-20：用 for 循环语句实现计算 1 ～ 50 的整数和

```
sum=0
for n in range(1,51):      #range(1,51）用于生成 1 ～ 50 的整数
sum=sum+n


print("1 ～ 50 的整数和是：sum")
```

（三）函数

函数是可以重复使用的用于实现某种功能的代码块。在实际开发中，如果若干段程序代码实现逻辑相同，那么可以考虑将这些代码定义为函数的形式。在 Python 中，函数可以提高程序的模块性和代码复用性。

下面我们介绍无返回值函数、有一个返回值函数和有多个返回值函数的定义与调用方法。

Python 中定义一个函数的格式如下：

def 函数名（参数 1，参数 2）：
语句组（即 " 函数体 "）

也可以没有参数：

def 函数名（ ）：
语句组（即 " 函数体 "）

语句组需要缩进。
调用函数的写法如下：

函数名（参数 1, 参数 2,…）

对函数的调用也是一个表达式。函数调用表达式的值由函数内部的 return 语句决定。

return 语句语法如下：

return 返回值

return 语句的功能是结束函数的执行，并将"返回值"作为结果返回。"返回值"可以是常量、变量或复杂的表达式。不带表达式的 return 返回 None 值。

例 6–21：定义一个无参数的函数

```
defhello():
print ("hello python")


hello()
```

例 6–22：定义一个带有一个参数的函数

```
defhello(language):
print ("hello {}".format(language))


hello("c")
hello("c#")
hello("python")
```

例 6–23：定义一个带有多个参数的函数

```
# 求给定两数的最小数
defMin(a,b):
if a>b:
return b
else:
```

```
        return a

n=Min(8,9)
print(" 两数中的最小数为 {}".format(n))
```

扫一扫，查看：
案例代码

第四节　常用的 Python 库

一、Python 库的安装与引用

（一）Python 库的基本概念

在 Python 中，"库"通常指的是包含预定义函数、类和其他模块的集合，这些组件可以帮助开发者快速地实现特定功能而无须从头开始编写代码。Python 的标准库非常丰富，同时也有大量的第三方库可供使用。

1. 模块（module）　是最基本的代码组织单元，它是一个包含相关函数和数据类型的文件。每个 Python 文件（以 .py 扩展名结尾）都可以作为一个模块来导入。

2. 包（package）　是由多个模块组成的目录结构，用于组织相关的模块。包通常由一个名为 __init__.py 的特殊文件来标识，该文件可以为空，也可以包含初始化代码。包可以包含子包和模块。

3. 库（library）　是指一组模块或包的集合，它们提供了一组相关的功能。库可以是 Python 标准库的一部分，也可以是第三方开发的。

（二）如何使用库

1. 安装 Python 库

（1）使用 pip　pip 是 Python 的包管理器，用于安装和管理 Python 包。

在命令行中输入以下命令来安装一个库（以 Numpy 为例）：

pip install numpy

（2）使用 conda（如果使用 Anaconda 或 Miniconda）　如果使用的是 Anaconda 或 Miniconda 发行版，可以使用 conda 命令来安装库。

安装 Numpy 的命令如下：

conda install numpy

2. 导入模块或包　一旦安装了库，就可以在你的 Python 脚本或程序中引用它。以下介绍几种常见的引用方式。

（1）导入整个模块

import mymodule

（2）给模块起别名

import mymodule as mm

（3）从模块导入特定对象

from mymodule import myfunction, MyClass

（4）导入模块的所有对象（不推荐，可能导致命名冲突）

from mymodule import *

示例

假设你有一个名为 math_functions.py 的模块，其中包含了一些数学函数：

```
# math_functions.py
def add(x, y):
    return x +y


def subtract(x, y):
    return x − y
```

你可以通过以下方式导入并使用这些函数：

```
# main.py
import math_functions


result = math_functions.add(10, 5)
print(result)    # 输出 : 15
```

或者使用别名简化引用：

```
# main.py
import math_functions as mf


result = mf.add(10, 5)
print(result)    # 输出 : 15
```

或者直接导入所需的函数：

```
# main.py
from math_functions import add


result = add(10, 5)
print(result)    # 输出 : 15
```

二、标准库

Python 标准库包含了大量有用的模块，可以处理许多常见的任务，例如文件 I/O、网络通信、文本处理等。例如，os 模块用于操作系统相关的功能，sys 模块提供了访问解释器的一些功能。

三、第三方库

除了标准库之外，Python 还有大量的第三方库可以安装和使用。这些库通常为开发者提供了更多的功能和便利性，可以极大地提高开发效率。第三方库通常通过 Python 的包管理工具 pip 来安装。例如数据分析和科学计算常用到的 NumPy、Pandas 和 Matplotlib，机器学习和人工智能常用的 Scikit-learn、TensorFlow 和 PyTorch 等。

（一）NumPy

Numpy 是一个非常强大的 Python 库，主要用于数值计算。它提供的主要功能包括高效的多维数组对象以及对这些数组进行操作的工具。Numpy 是 Python 科学计算的基础包，并且被广泛用于线性代数、傅里叶变换等领域。

特点

（1）高效数组操作　Numpy 提供了一个 ndarray 类型来存储固定类型的同质数据。数组中的元素可以通过索引快速访问。

（2）向量化操作　数组支持向量化操作，这意味着可以对整个数组执行操作而不需要显式循环。

（3）广播机制　允许不同形状的数组进行运算。

（4）线性代数和数学函数　支持各种数学和线性代数函数，如矩阵乘法、逆矩阵、特征值分解等。

（二）Pandas

Pandas 是一个非常强大的 Python 库，用于数据处理和分析。它为 Python 提供了高效的数据结构和数据分析工具，特别是针对表格数据。

特点

（1）数据结构　Pandas 提供了 Series（一维数组）和 DataFrame（二维表格数据）两种核心数据结构。

（2）数据清洗　提供了丰富的工具来处理缺失数据、重复数据等。

（3）数据操作　支持多种数据合并、聚合和重塑操作。

（4）时间序列功能　支持日期和时间数据的操作。

（5）输入 / 输出　能够方便地读写多种格式的数据文件，如 CSV、Excel、HDF5、SQL 数据库等。

（三）Matplotlib

Matplotlib 是一个非常流行的 Python 库，用于绘制高质量的图表和图形。它是 Python 中最常用的可视化工具之一，可以用来创建静态、动态和交互式的图表。matplotlib 的核心模块是 pyplot，它提供了类似于 MATLAB 的绘图接口，使得绘制图表变得非常直观。

特点

（1）灵活性　可以创建各种类型的图表，包括折线图、散点图、柱状图、直方图、饼图等。

（2）定制性　可以高度定制图表的各个方面，如颜色、样式、字体、布局等。

（3）输出格式　支持多种输出格式，如 PNG、PDF、SVG 等。

（4）交互性　可以与图形界面集成，提供交互式图表。

（四）Scikit-learn

Scikit-learn（通常缩写为 sklearn）是一个用于 Python 编程语言的免费软件机器学习库。它具有简单而通用的 API，能够处理各种机器学习任务，包括分类、回归、聚类、降维及模型选择和评估等。Scikit-learn 建立在几个关键的 Python 库之上，如 NumPy 和 SciPy，并且广泛应用于数据挖掘和数据分析领域。

特点

（1）易于使用　Scikit-learn 提供了一致且用户友好的 API，使得初学者和专家都能够快速上手。

（2）广泛的算法支持　支持许多监督和无监督的学习算法，如支持向量机、随机森林、梯度提升、K 均值聚类等。

（3）高效的实现　利用 NumPy 和 SciPy 库来提高计算效率。

（4）可扩展性　可以方便地集成其他库或自定义组件。

（5）文档齐全　提供详细的文档和示例，帮助用户理解和应用各种功能。

（五）TensorFlow 和 PyTorch

TensorFlow 和 PyTorch 是两个非常流行的深度学习框架，它们都提供了强大的工具和 API 来构建和训练复杂的神经网络模型。尽管它们有一些相似之处，但每个框架都有其独特的优势和适用场景。

1.TensorFlow 特点

（1）成熟稳定　TensorFlow 在工业界有着广泛的应用案例。

（2）高性能　由于静态图编译，可以针对不同硬件进行优化。

（3）生产部署　提供了完整的解决方案从训练到部署。

（4）生态丰富　拥有大量的插件和附加库。

2.PyTorch 特点

（1）易于使用　PyTorch 的 API 设计更接近 Python，易于学习和使用。

（2）灵活性高　动态图执行使得调试和原型开发变得容易。

（3）研究友好　适合快速原型开发和研究工作。

（4）社区活跃　社区活跃，有大量的教程和资源可用。

【复习思考题】

1.Python 语言有哪些优点？

2.Anaconda 的特点是什么？

3. 如何安装 python 的第三方库？

4.format（）方法的参数有哪些？

5. 简述 for 循环和 while 循环的执行过程。

主要参考书目 ▷▷▷▷

1. 朝乐门. 数据分析原理与实践［M］. 北京：机械工业出版社，2022.

2. 王晓华.TensorFlow 2.0 深度学习从零开始学［M］. 北京：清华大学出版社，2020.

3. 雷明. 机器学习：原理、算法与应用［M］. 北京：清华大学出版社，2019.

4. 王万良. 人工智能导论［M］. 北京：高等教育出版社，2017.

5. 周志华. 机器学习［M］. 北京：清华大学出版社，2016.

6. 雷明. 机器学习：原理、算法与应用［M］. 北京：清华大学出版社，2019.

7. 赵鸿萍，张艳敏.Python 程序设计［M］. 北京：清华大学出版社，2022.

8. 许玉龙，吕雅丽. 机器学习算法在中医药数据分析中的应用研究［M］.陕西：西北农林科技大学出版社，2023.